疾病与手术操作病案编码基础和案例解析

杨长青　苏宝利　主编

山东大学出版社
SHANDONG UNIVERSITY PRESS
·济南·

图书在版编目(CIP)数据

疾病与手术操作病案编码基础和案例解析 / 杨长青，苏宝利主编. -- 济南 ：山东大学出版社，2025. 6.
ISBN 978-7-5607-8957-6

Ⅰ. R197. 323. 1

中国国家版本馆 CIP 数据核字第 202561R80P 号

策划编辑 唐 棣
责任编辑 蔡梦阳
文案编辑 张友成
封面设计 王秋忆

疾病与手术操作病案编码基础和案例解析
JIBING YU SHOUSHU CAOZUO BINGAN BIANMA JICHU HE ANLI JIEXI

出版发行 山东大学出版社
社 址 山东省济南市山大南路 20 号
邮政编码 250100
发行热线 (0531)88363008
经 销 新华书店
印 刷 济南巨丰印刷有限公司
规 格 787 毫米×1092 毫米 1/16
9.75 印张 255 千字
版 次 2025 年 6 月第 1 版
印 次 2025 年 6 月第 1 次印刷
定 价 36.00 元

《疾病与手术操作病案编码基础和案例解析》编委会

主　　编

杨长青（通用技术环球医疗集团）

苏宝利（山东第一医科大学医疗保障学院）

执行主编

李　哲（通用技术环球医疗集团）

窦伟洁（山东第一医科大学医疗保障学院）

陈国强（山东第一医科大学第一附属医院）

副 主 编

李金萍（鞍钢集团公司总医院）

廉　颖（山东第一医科大学第一附属医院）

王　燕（山东第一医科大学医药卫生管理学院）

杜　杨（山东第一医科大学第一附属医院）

林伟伟（山东第一医科大学第一附属医院）

编　　委

王　燕（山东第一医科大学医药卫生管理学院）

王红兵（山东第一医科大学第一附属医院）

王淑华（烟台毓璜顶医院）

王晓慧（菏泽市立医院）

宁　蕾（山东第一医科大学第二附属医院）
邢　珺（山东第一医科大学第一附属医院）
李金萍（鞍钢集团公司总医院）
刘文杰（通用技术环球医疗集团）
陈国强（山东第一医科大学第一附属医院）
陈华楠（山东第一医科大学第一附属医院）
陈甜甜（山东大学齐鲁医院）
何青青［阳泉煤业（集团）有限责任公司总医院］
杜　杨（山东第一医科大学第一附属医院）
林伟伟（山东第一医科大学第一附属医院）
姜丽丽（烟台海港医院）
段　瑶（山东第一医科大学第一附属医院）
唐　毅（攀钢集团总医院）
徐　星（西电集团医院）
展文哲（山东第一医科大学第一附属医院）
高　盼（山东第一医科大学第一附属医院）
黄爱红（马鞍山十七冶医院）
廉　颖（山东第一医科大学第一附属医院）
李秀丽（山东第一医科大学第一附属医院）

前言

党的二十大报告指出，高质量发展是全面建设社会主义现代化国家的首要任务，人民健康是民族昌盛和国家富强的重要标志。《国务院办公厅关于推动公立医院高质量发展的意见》明确要求，推行以按病种付费为主的多元复合式医保支付方式，开展按疾病诊断相关分组付费国家试点。持续推进医院信息标准化建设，是深化医保支付方式改革的一项基础性工作，是实现公立医院高质量发展的重要手段，是推动医疗卫生事业可持续发展的必要途径。

疾病分类和手术操作分类是病案信息管理人员必须掌握的核心专业技能，是信息加工的重要工具。如果说病案科室是医疗机构的信息宝库，那么疾病分类和手术操作分类就是打开宝库大门的钥匙。国际疾病分类（international classification of diseases，ICD）与手术操作分类编码的国家标准，是各国进行卫生信息交流的基础，同样也是病案首页和医保结算清单数据的重要组成部分。患者的疾病诊断和诊疗行为是一所医院最核心和最活跃的信息，在医院管理中开展病种管理离不开ICD编码。病案首页中的疾病和手术操作编码已成为医疗管理和统计工作的重要基础信息，是体现医疗机构疾病诊治水平和医疗管理水平的关键环节。在全面推进医院高质量发展的背景下，疾病分类和手术操作分类是国家公立医院绩效考核和疾病诊断相关分组（diagnosis-related groups，DRG）支付方式改革的核心信息来源，其准确性关乎医保支付和医院生存发展。

为充分发挥国际疾病分类在医保支付方式改革、公立医院绩效考核等工作中的作用，我们亟需提高病案、医保等部门编码人员的国际疾病分类与手术操作分类编码的水平和应用能力，提高相关人员的专业素养。考虑到各地、各级医疗机构对ICD编码的理解可能存在差异，为了更好地指导医疗机构理解ICD编码并提高其应用能力，进一步提高ICD编码质量，经过前期的充分准备、统筹规划，通用技术环球医疗集团联合山东省医疗保障研究院、山东第一医科大学第一附属医院，举办了病案编码培训班并编写了本教材。本教材涵盖了基本概念、病案首页填报要求、医保结算清单填报要求、疾病与手术操作ICD编码各章节填报规则和临床各专业填写规则及案例分析，内容层次清晰，逻辑性强，既有政策高度又有落地实践，既有理论层面的论述，又结合案例分析，可以帮助从事编码工作的人员快速提高ICD编码水平和应用能力，以适应医保支付方式改革和医院高质量发展的要求。为了让更多的编码同行尽快提高病案编码能力，我们将书稿付梓，以飨读者。

编　者

2025年3月

目　录

第一篇　疾病与手术操作编码基础知识

第二篇 临床各专业填写规则及案例分析

第一篇 疾病与手术操作编码基础知识

第一章

基本概念

一、国际疾病分类

(一)疾病命名:疾病命名是给具体疾病起一个特定的名称,使之区别于其他疾病。理想的疾病名称应该既能反映疾病的内在本质或外在表现的某些特点,又具有唯一性。

(二)疾病分类:疾病分类是根据疾病的某些特征,按照一定的规则把疾病分门别类,使其成为一个有序组合。分类时采用的疾病特征,即分类标准,也称疾病分类轴心,它可以是病因、部位、临床表现(包括症状、体征、分期、分型、性别、年龄、急慢性、发病时间等)或病理状态。

(三)疾病分类的类目:疾病分类的类目采用三位编码,包括一个字母和两位数字。例如,A01 代表伤寒和副伤寒。

(四)疾病分类的亚目:疾病分类的亚目采用四位编码,包括一个字母、三位数字和一个小数点。例如,A01.0 代表伤寒。

(五)疾病分类的细目:疾病分类的细目采用五位编码,包括一个字母、四位数字和一个小数点。例如,S02.01 代表顶骨开放性骨折。细目提供一个与四位分类轴心不同的轴心,其特异性更强。

(六)残余类目(剩余类目):残余类目是指标题含有“其他”和“未特指”字样的亚目。例如,K81.8 代表其他的胆囊炎,K81.9 代表未特指的胆囊炎。残余类目用于分类那些不能归类到该类目下特指亚目的疾病,以确保所有需要编码的疾病、损伤、中毒,以及非疾病都能够被包括在编码中。

(七)双重分类(星号、剑号分类系统):双重分类指星号和剑号编码,剑号表示疾病的原因,星号表示疾病的临床表现。例如,结核性乳突炎,用 A18.0† 表示疾病由结核分枝杆菌所致,用 H75.0* 表示疾病的临床表现为乳突炎。

(八)主要编码:主要编码是指对主要疾病(通常是患者住院的原因)的编码。当一位住院患者存在多个疾病时,要按照相关规则选择主要编码。

(九)附加编码:附加编码又称次要编码,指除主要编码外的其他任何编码,如损伤、中毒的外部原因编码,肿瘤的形态学编码等。例如,被狗咬伤患者出现小腿肌腱开放性伤口,主要编码为 S86.9(临床表现),附加编码为 W54.9(外因)。卡波西肉瘤的主要编码为 C46.9(部位编码),附加编码为 M9140/3(形态学编码)。

(十)合并编码:当两个疾病诊断或者多个疾病诊断伴有相关的临床表现而被分类到

一个编码时，这个编码就被称为合并编码。

（十一）多数编码：用一个以上的编码来说明一个复杂的诊断报告的所有成分时，称多数编码。

（十二）形态学编码：是说明肿瘤组织学类型和动态学的编码，用M加五位数字表示。

（十三）假定分类：是分类学中重要的方法，不能明确疾病的分类特性时，按疾病最常见的临床情况给予编码。例如，脑出血在分类时按非创伤性脑出血编码为I61.9。在可能情况下，尽量找出明确的结果，慎重使用假定分类。

（十四）圆括号：圆括号中的词为辅助性的修饰词，它是否出现在一个诊断当中，都不影响其编码。实际上，当一个诊断不含有圆括号中的修饰词时，也被假定按有此情况分类。例如，低血糖（自发性）（E16.2），不管诊断是低血糖或是自发性低血糖，它的编码都是E16.2。但是当诊断的修饰词与圆括号中的内容相反时，通常就不能分类于该编码。

（十五）方括号：方括号中的内容为同义词、代用词、注释短语或指示短语。

（十六）大括号：大括号中的内容表明大括号左右两边术语的限定关系，一般都是大括号后面的一条术语限定前面的多条术语，目的是减少重复。

（十七）冒号：表示术语内容不完整，需要与冒号后面的修饰词结合才是一个完整的诊断名称。

（十八）其他方面未特指（not otherwise specified，NOS）：表示病因、部位、临床表现、病理四个分类轴心中的某一种情况没有具体说明。

（十九）不可归类在他处者（not elsewhere classified，NEC）：其含义是如果能够分类到其他编码，则不要采用此编码。

（二十）后遗症：是疾病或损伤急性期终止后的后遗效应。后遗症可能出现得早，也可能在疾病或损伤治愈后很久才出现。

二、手术操作分类

（一）手术操作名称：凡对患者直接实施的诊断性及治疗性操作，包括传统意义上的外科手术、内科非手术性诊断、治疗性操作、实验室检查及少量对标本的诊断性操作，均被称为广义的手术。手术操作名称主要由部位（范围）＋术式＋入路＋疾病性质组成。部位和术式是手术操作名称的基本成分，也被称为核心、轴心。手术操作的特殊器械、目的及方法等会影响编码分类。完整、准确的名称对于编码的准确性至关重要。

（二）手术操作分类：对手术操作的分类就叫作手术操作分类，即对患者直接施行的诊断性及治疗性操作（包括传统意义上的外科手术、非手术性诊断和治疗性操作）的分类。

（三）手术操作分类的类目、亚目和细目：类目是指两位编码，亚目是指三位编码，细目是指四位编码。

（四）另编："另编"是一个重要的指示词，提示除目前查找到的编码外，还应对同时进行的其他手术步骤、特殊附属操作或设备进行编码，从而使编码完整。

（五）省略编码：在索引或类目表中会遇到省略编码的指示，提示这一手术步骤只是手术中的一个先行步骤，不必编码。

（六）切开术：可以用"切开"作主导词的手术，包括引流术、异物取出术、探查术、减压术、穿刺术、切断术、清除术、脓肿祛除术、血肿祛除术等。

（七）病损切除术：病损切除一般是对各种疾病局部病变部位的切除，但需区分一般病变与恶性肿瘤的病损切除术。病损切除的手术范围较小，不累及正常组织。临床应具体描述手术切除范围，如无具体描述且无法假定其他切除方式时，按病损切除处理。

（八）肿瘤根治术（肿瘤根治性切除术）：在《国际疾病分类第九版临床修订本手术与操作》（第三卷）（*International Classification of Diseases Clinical Modification of 9th Revision Operations and Procedures*，ICD-9-CM-3）中很少使用，原因是有一些根治性手术的切除方式并不完全一致，没有得到 ICD-9-CM-3 的承认。肿瘤根治术是一大类以治愈肿瘤为目的的手术方式，对原发灶及可能受累的周围组织尽可能地做彻底切除，以期达到根除肿瘤的目的。不同的部位、不同的病理诊断、不同的患者情况，其肿瘤根治术的意义均不相同，即手术切除的范围及术式不同，临床只有明确具体的手术方式才能正确编码。

（九）清创术：清创术指从外伤或感染的病灶及其附近除去异物、失活的或污染的组织，直到暴露周围的健康组织为止。清创术有时伴有缝合术，缝合只是清创后的一个步骤，可以省略编码，具体编码以手术目的为主。

（十）修补术：修补术是指通过手术对合，使损伤或病变组织自然地或机械性地恢复。其含义包括缝合、闭合、移植、补片、结扎、切除、烧灼等。临床应明确操作的主要内涵，以准确分类。

（十一）吻合术：吻合术是两个正常分开的腔隙或空腔器官间的再连接，包括在原先分离的结构间建立一条通路连接，或通过吻合相互连接。

（十二）融合术：通过固定装置、骨移植物或其他方法，使关节在功能位完成骨性愈合。

（十三）置换术：放置生物或人工材料，取代人体某一部位的部分或全部功能。

（十四）间置术：是在管腔的中间置放另一段管腔。间置术的目的主要是切除病灶、重建管腔。间置术的手术编码涉及四个：①病灶管腔切除术；②病灶管腔切除部分的间置术；③间置物切除术；④间置物切除段的吻合术，但端对端吻合术可以省略编码。其中病灶管腔切除术为主要手术。

（十五）建造术和重建术：建造术是从无到有，如耳缺如的建造术。重建术是针对器官或组织存在，但功能或形态不完善的手术操作，如外耳道闭锁的重建术。

思考题

1.试描述"疾病命名"与"疾病分类"的区别。

2.简单描述一下"双重分类"编码的使用方法。

3.简述"清创缝合术"手术编码时的注意事项。

参考文献

[1]APRIL FRITZ, CONSTANCE PERCY, ANDREN JACK,等.国际疾病分类肿瘤学专辑[M].董景五编译.北京:人民卫生出版社,2003.

[2]刘珍才,林洁中,梁志鹏,等.国际疾病分类冠名手术操作名称剖析分类编码指引[M].海口:南海出版公司,2005.

[3]卫生部卫生统计信息中心,北京协和医院世界卫生组织疾病分类合作中心.国际疾病分类 ICD-10 应用指导手册[M].北京:中国协和医科大学出版社,2001.

第二章

病案首页填报要求

一、基本要求

第一条 为提高住院病案首页数据质量，促进精细化、信息化管理，为医院、专科评价和付费方式改革提供客观、准确、高质量数据，提高医疗质量，保障医疗安全，依据《中华人民共和国统计法》《病历书写基本规范》等，制定本规范。

第二条 住院病案首页是医务人员使用文字、符号、代码、数字等方式，将患者住院期间的相关信息精炼汇总在特定的表格中，形成的病案数据摘要。住院病案首页包括患者基本信息、住院过程信息、诊疗信息、费用信息。

第三条 住院病案首页填写应当客观、真实、及时、规范，项目填写完整，准确反映患者住院期间的诊疗信息。

第四条 住院病案首页中常用的标量、称量应当符合国家计量标准和卫生行业通用标准。

第五条 住院病案首页应当使用规范的疾病诊断和手术操作名称。诊断依据应在病历中可追溯。

第六条 疾病诊断编码应当统一使用 ICD-10，手术和操作编码应当统一使用 ICD-9-CM-3。使用疾病诊断相关分组(diagnosis-related groups, DRG)开展医院绩效评价的地区，应当使用临床版 ICD-10 和临床版 ICD-9-CM-3。

第七条 医疗机构应当建立病案质量管理与控制工作制度，确保住院病案首页数据质量。

二、填写规范

第一条 入院时间是指患者实际进入病房的时间；出院时间是指患者治疗结束或终止治疗离开病房的时间，其中死亡患者的出院时间是指其死亡时间；记录时间应当精确到分钟。

第二条 诊断名称一般由病因、部位、临床表现、病理诊断等要素构成。出院诊断包括主要诊断和其他诊断(并发症和合并症)。

第三条 主要诊断一般是患者住院的理由，原则上应选择本次住院对患者健康危害最大、消耗医疗资源最多、住院时间最长的疾病作为主要诊断。

第四条 主要诊断选择的一般原则如下：

(一)如果病因诊断能包括疾病的临床表现，则选择病因诊断作为主要诊断。

(二)以手术治疗为目的的患者，选择与手术治疗相一致的疾病作为主要诊断。

(三)患者以疑似诊断入院，出院时仍未确诊，则选择临床高度怀疑、可能性最大的疾病作为主要诊断。

(四)患者因某种症状、体征或检查结果异常入院，出院时诊断仍不明确，则以该症状、体征或异常的检查结果作为主要诊断。

(五)疾病在发生、发展过程中出现不同危害程度的临床表现，且本次住院以某种临床表现为诊治目的，则选择该临床表现作为主要诊断。疾病的临终状态原则上不能作为主要诊断。

(六)患者本次住院仅针对某种疾病的并发症进行治疗，则选择该并发症作为主要诊断。

第五条 患者在住院过程中出现比入院诊断更为严重的并发症或疾病时，按以下原则选择主要诊断：

(一)手术导致的并发症，选择原发病作为主要诊断。

(二)出现与非手术治疗或手术治疗无直接相关性的疾病，按第十条选择主要诊断。

第六条 肿瘤类疾病按以下原则选择主要诊断：

(一)患者本次住院针对肿瘤进行手术治疗或进行确诊，选择肿瘤作为主要诊断。

(二)患者本次住院针对继发性肿瘤进行手术治疗或进行确诊，即使原发性肿瘤依然存在，仍选择继发性肿瘤作为主要诊断。

(三)患者本次住院仅对恶性肿瘤进行放疗或化疗，选择恶性肿瘤的放疗或化疗为主要诊断。

(四)患者本次住院针对肿瘤并发症或肿瘤以外的疾病进行治疗，选择并发症或该疾病作为主要诊断。

第七条 产科的主要诊断应当选择产科的主要并发症或合并症。没有并发症或合并症的，主要诊断应当由妊娠、分娩情况构成，包括宫内妊娠周数、妊娠次数(gravidity，G)、产次(parity，P)、胎位、胎儿分娩情况等。

第八条 多部位损伤时，以对健康危害最大的损伤或主要被治疗的损伤作为主要诊断。

第九条 多部位灼伤时，以灼伤程度最严重部位的诊断作为主要诊断。在同等程度灼伤时，以面积最大部位的诊断作为主要诊断。

第十条 以治疗中毒为主要目的的患者，选择中毒为主要诊断，临床表现为其他诊断。

第十一条 其他诊断是指除主要诊断以外的疾病、症状、体征、病史及其他特殊情况，包括并发症和合并症。并发症是指一种疾病在发展过程中引起的另一种疾病，后者即为前者的并发症。合并症是指在一种疾病发展过程中出现的另一种或几种疾病，后发生的疾病不是由前一种疾病引起的。合并症可以是入院时已存在，也可以是入院后新发生或新发现的。

第十二条 填写其他诊断时，先填写主要疾病的并发症，后填写合并症；先填写病情较重的疾病，后填写病情较轻的疾病；先填写已治疗的疾病，后填写未治疗的疾病。

第十三条 下列情况应当写入其他诊断：入院前及住院期间与主要疾病相关的并发症；现病史中涉及的疾病和临床表现；住院期间新发生或新发现的疾病和异常所见；对本次住院诊治及预后有影响的既往疾病。

第十四条 由于各种原因导致原诊疗计划未执行，且无其他治疗而出院的患者，原则上选择拟诊疗的疾病为主要诊断，并将影响原诊疗计划执行的原因（疾病或其他情况等）写入其他诊断。

第十五条 手术及操作名称一般由部位、术式、入路、疾病性质等要素构成。存在多个术式时，主要手术首先选择与主要诊断相对应的手术。技术难度最大、过程最复杂、风险最高的手术应当填写在首页手术操作名称栏中的第一行。既有手术又有操作时，选择技术难度最大、过程最复杂的手术或治疗性操作作为主要手术操作。仅有操作时，首先填写与主要诊断相对应的、主要的治疗性操作（特别是有创的治疗性操作），后依时间顺序逐行填写其他操作。

思考题

1.试述肿瘤类疾病主要诊断的选择原则。

2.试总结主要手术的选择原则。

参考文献

[1]常艳群，王红艺.山东省病历书写与管理基本规范[M].济南：山东科学技术出版社，2020.

[2]李琳琳，李扬扬，朱英雪，等.病案首页质量对 DRG 支付的影响及对策分析[J].中国医院管理，2024，44(9)：75-78.

[3]于雪，王峰.住院病案首页填写问题现状与研究进展[J].中国病案，2024，25(7)：1-4.

[4]关于开展全面提升医疗质量行动(2023—2025 年)的通知[EB/OL].(2023-05-26)[2025-03-03]. http://www. nhc. gov. cn/yzygj/s3585/20230 5/cfe6b26bce624b9f894cef021a363f3e.shtml.

[5]国家卫生健康委办公厅关于印发 2021 年国家医疗质量安全改进目标的通知[EB/OL].(2021-02-09)[2025-03-03].https://www.gov.cn/zhengce/zhengceku/2021-02/22/content_5588240.htm.

第三章

医疗结算清单填报要求

一、基本要求

第一条 住院患者医疗保障结算清单是指定点医疗机构开展住院医疗服务后，向医保部门申请结算时提交的数据清单。结算清单内容应当客观、真实、及时、准确、规范，定点医疗机构应严格按照国家医保局发布的《医疗保障基金结算清单填写规范》所规定的数据采集标准及要求完整填报，并将已结算的住院病历相关数据信息在规定时间内上传。

第二条 入院病情是指患者入院时病情的评估情况。将出院诊断与入院病情进行比较，按照出院诊断在患者入院时是否已存在病情分为以下四种情况，并填写相应代码。

（一）有（代码 1）：对应本出院诊断在入院时就已明确。

举例：患者因乳腺癌入院治疗，入院前已通过钼靶、针吸等细胞学检查明确诊断为乳腺癌，术后经病理学检查亦诊断为乳腺癌。

（二）临床未确定（代码 2）：对应本出院诊断在入院时临床未确定，或入院时该诊断为可疑诊断。

举例：患者因“乳腺恶性肿瘤不除外”“疑似乳腺癌”或“乳腺肿物”入院治疗，因缺少病理结果，肿物性质未确定，出院时病理诊断明确为乳腺癌或乳腺纤维腺瘤。

（三）情况不明（代码 3）：对应本出院诊断在入院时情况不明。

举例：乙型病毒性肝炎的窗口期、社区获得性肺炎的潜伏期，因患者入院时处于窗口期或潜伏期，入院时未能考虑或主观上未能明确此诊断，经入院后检查新发现的慢性疾病，如高血压、高脂血症、胆囊结石等，应选择“情况不明-3”，不能选择“无-4”。

（四）无（代码 4）：在住院期间新发生的，入院时明确无对应本出院诊断的诊断条目。只有在住院期间新发生的情况，才能选择此项。

举例：患者在围手术期出现心肌梗死，住院期间发生医院感染等。

第三条 离院方式是患者本次住院离开医院的方式，包括医嘱离院（代码 1）、医嘱转院（代码 2）、医嘱转社区卫生服务机构/乡镇卫生院（代码 3）、非医嘱离院（代码 4）、死亡（代码 5）、其他（代码 9）。

（一）医嘱离院（代码 1）：指患者本次治疗结束后，按照医嘱要求出院，回到住地进一步康复等。

（二）医嘱转院（代码 2）：指医疗机构根据诊疗需要，将患者转往相应医疗机构进一步诊治，用于统计“双向转诊”开展情况。如果接收患者的医疗机构明确，则需要填写转入医疗机构的名称。

（三）医嘱转社区卫生服务机构/乡镇卫生院（代码 3）：指医疗机构根据患者诊疗情况，将患者转往相应社区卫生服务机构（此处包括所有的下级医院，不限于社区卫生服务机构/乡镇卫生院）进一步诊疗、康复，用于统计“双向转诊”开展情况。如果接收患者的下级医院明确，则需要填写医院名称。

（四）非医嘱离院（代码 4）：指患者未按照医嘱要求而自动离院。

（五）死亡（代码 5）：指患者在住院期间死亡。

（六）其他（代码 9）：指除上述 5 种出院去向之外的其他情况。

第四条 呼吸机使用时间专指住院期间患者通过侵入方式（气管插管或气管切开）进行有创机械辅助呼吸的时间总和，间断使用呼吸机的患者按照时间总和填写，单位为小时（不包括无创呼吸机、麻醉中和麻醉苏醒期呼吸机的使用时间）。

第五条 年龄（岁）是指患者的实足年龄，为患者出生后按照日历计算的历法年龄。年龄满 1 周岁的患者，以实足年龄的相应整数填写；年龄不足 1 周岁的患者，按照实足天龄的相应整数填写。

第六条 新生儿入院类型及体重。

（一）新生儿入院类型按入院相关影响因素，分为正常新生儿（代码 1）、早产儿（代码 2）、有疾病新生儿（代码 3）、非无菌分娩（代码 4）、其他（代码 9）。如果有两种或两种以上情况，该项目可以多选。

（二）新生儿的体重包括新生儿出生体重和新生儿入院体重。新生儿出生体重是指新生儿出生后第一小时内称得的质量，新生儿入院体重是指新生儿入院时称得的质量，两者均要求精确到 10，单位为克（g）。

（三）产妇住院病历应填写“新生儿出生体重”，新生儿期住院患儿病历应填写“新生儿出生体重”与“新生儿入院体重”。

第七条 颅脑损伤患者昏迷时间是指外伤所致的颅脑损伤患者昏迷的时间，入院前和入院后分别计算（非外伤所致的颅脑损伤患者无须填写），分别按照入院前间断昏迷时间总和与住院期间间断昏迷时间总和填写。

第八条 是否有 31 天内再住院计划，指患者本次住院出院后 31 天内是否有诊疗需要的再住院安排，按照“1.无”“2.有”进行填报。若有再住院计划，同时需填写目的。

第九条 出院诊断是指患者出院时，临床医师根据各项检查、治疗、转归以及门（急）诊诊断、手术情况等综合分析得出的西医或中医最终诊断。西医诊断包括主要诊断及其他诊断，中医诊断包括主病及主证。以中医治疗为主的出院患者应同时上传西医诊断。

第十条 手术及操作包含临床医师为住院患者实施的具体手术以及诊断性和治疗性操作，填报时应明确主要手术及操作、其他手术及操作。

第十一条 主诊医师姓名及代码按照必填数据指标进行管理。主诊医师是指对住院患者直接负责并实施具体医疗行为的最高级别医师，主诊医师代码按照《医保医师代码》填报。

第十二条 医疗收费分类：床位费、诊察费、检查费、化验费、治疗费、手术费、护理费、卫生材料费、西药费、中药饮片费、中成药费、一般诊疗费、挂号费和其他费。分类口径按照《医疗服务项目分类与代码》映射归集进行填报。

二、主要诊断选择

第一条 主要诊断选择原则如下：

（一）出院诊断包括主要诊断和其他诊断（并发症和合并症），一次住院有且只有一个主要诊断。

（二）主要诊断基本原则（定义）：经医疗机构诊治确定的导致患者本次住院就医主要原因的疾病（或健康状况）。

（三）主要诊断的一般原则：消耗医疗资源最多、对患者健康危害最大、影响住院时间最长的疾病。

（四）应根据基本原则选择主要诊断，部分情况下可结合一般原则确定。

（五）除特殊约定要求外，原则上“入院病情”为“4”的诊断不应作为主要诊断。

第二条 原则上手术治疗患者的主要诊断要与主要手术治疗的疾病一致。

举例：因胆囊结石伴胆囊炎入院，行胆囊切除术。

主要诊断：胆囊结石伴胆囊炎（K80.1）。

主要手术：胆囊切除术（51.2）。

第三条 急诊手术后出现的并发症，应根据一般原则选择主要诊断。

（一）急诊手术的疾病与术后出现的并发症相比，后者更严重，选择术后并发症作为主要诊断。

举例：因下肢挤压伤、股骨颈骨折入院，行股骨颈骨折切开复位内固定术；术后发生肺脂肪栓塞，进行气管插管、呼吸机辅助呼吸治疗。

主要诊断：创伤性脂肪栓塞（T79.1）。

其他诊断：股骨颈骨折（S72.0）。

（二）急诊手术的疾病与术后出现的并发症相比，前者更严重，选择与急诊手术相应的疾病作为主要诊断。

举例：因下肢挤压伤、胫腓骨骨折入院，行骨折切开复位内固定术；术后发生骨筋膜室综合征，切开减压治疗。

主要诊断：股骨颈骨折（S72.0）。

其他诊断：下肢骨筋膜室综合征（T79.6）。

（三）急诊手术相应的疾病与术后出现的并发症相比，不能确定哪个更严重时，选择与急诊手术相应的疾病作为主要诊断。

第四条 择期手术后出现的并发症，主要诊断选择原则如下：

（一）择期手术前出现并发症，根据一般原则（消耗医疗资源最多、对患者健康危害最大、影响住院时间最长）选择主要诊断。

举例：因陈旧性损伤拟行髋关节置换术，术前发现下肢静脉血栓，行下肢静脉滤器置入及髋关节置换术。

主要诊断：创伤后股骨头坏死（M87.2）或下肢静脉血栓形成（I80.3）（根据一般选择原则）。

（二）择期手术后出现的并发症不允许作为主要诊断填报。

举例：因陈旧性损伤行髋关节置换术，术后发生肺脂肪栓塞，进行气管插管、呼吸机辅助呼吸治疗。

主要诊断：创伤后股骨头坏死（M87.2）。

其他诊断：操作后脂肪栓塞（T81.7）。

第五条 当患者住院是为了治疗手术和其他治疗引起的并发症时，该并发症应作为主要诊断。

第六条 当症状、体征和不确定情况有相关的明确病因诊断时，明确病因诊断应作为主要诊断。当病因诊断不明确时，主要诊断可以是疾病、损伤、中毒、体征、症状、异常发现，或者其他影响健康状态的因素。

举例：患者因蛋白尿来诊，出院时明确诊断为慢性膜性肾小球肾炎。

主要诊断：慢性膜性肾小球肾炎（N03.2）。

举例：患者因发热或蛋白尿来诊，出院时未能明确病因诊断。

主要诊断：发热（R50.9）或蛋白尿（R80）。

第七条 患者以疑似诊断入院，住院期间按照疑似诊断进行诊疗，出院时仍为疑似诊断，该疑似诊断作为主要诊断，编码时按照确定诊断进行编码。

举例：患者以疑似急性胆囊炎入院，给予禁食、禁水、补液、抗感染等治疗，出院时仍未确诊。

主要诊断：急性胆囊炎（K81.0）。

第八条 确定有两个或两个以上诊断同样符合主要诊断选择原则，在编码指南无法提供参考的情况下，应视具体情况根据一般原则（消耗医疗资源最多、对患者健康危害最大、影响住院时间最长）选择主要诊断。

举例：因急性心肌梗死伴急性脑梗死入院，分别行心血管造影和脑血管造影。

主要诊断：急性心肌梗死（I21）或急性脑梗死（I63）。

第九条 各种原因导致手术或操作未按原诊疗计划执行，主要诊断选择原则如下：

（一）当针对某种导致原诊疗计划未执行的疾病（或情况）做了相应的诊疗时，选择该疾病（或情况）作为主要诊断，拟诊疗的疾病作为其他诊断，并将影响患者原诊疗计划未执行的原因写入其他诊断。

举例：胆囊结石伴慢性胆囊炎，拟行胆囊切除术。入院后诊断为肺部感染（48 小时内发现的细菌性肺炎，入院病情为“3”），暂不宜手术，进行肺炎治疗。

主要诊断：细菌性肺炎（J15.9）。

其他诊断：胆囊结石伴慢性胆囊炎（K80.1），因禁忌证未进行操作（Z53.0）。

(二)未做其他诊疗情况下出院的患者,仍选择拟诊疗的疾病作为主要诊断,并将影响患者原计划未执行的原因写入其他诊断。

举例:胆囊结石伴慢性胆囊炎,拟行胆囊切除术,患者家属暂不接受手术。

主要诊断:胆囊结石伴慢性胆囊炎(K80.1)。

其他诊断:因患者家属原因未进行操作(Z53.8)。

第十条 在同一家医院急诊留观后住院,且急诊留观与入院为同一疾病(或情况),选择导致急诊留观的疾病(或情况)作为主要诊断。

举例:患者因上消化道出血(食管静脉曲张破裂出血)被急诊留观,后入院继续治疗。

主要诊断:食管静脉曲张伴有出血(I85.0)。

第十一条 患者在门诊手术室接受手术,继而入住同一医院,应遵循下列原则选择主要诊断。

(一)因并发症入院,选择该并发症作为主要诊断。

举例:锁骨上淋巴结活组织检查伴术后出血。

主要诊断:手术后伤口出血(T81.0)。

(二)住院原因与门诊手术无关,选择本次住院的原因作为主要诊断。

举例:白内障手术治疗伴胆囊结石伴慢性胆囊炎。

主要诊断:胆囊结石伴慢性胆囊炎(K80.1)。

第十二条 多部位烧伤,以烧伤程度最严重的部位的诊断作为主要诊断;同等烧伤程度的情况下,选择烧伤面积最大部位的诊断作为主要诊断,烧伤面积作为附加编码。

第十三条 多部位损伤,如能明确最严重的损伤和/或主要治疗的损伤,选择最严重的损伤和/或主要治疗的损伤作为主要诊断;否则,选择综合编码作为主要编码。

举例:脾破裂、肝挫伤、肋骨骨折,行脾切除术。

主要诊断:创伤性脾破裂(S36.0)。

第十四条 中毒患者应选择中毒作为主要诊断,临床表现作为其他诊断。如果有药物滥用或药物依赖的诊断,应作为其他诊断。

举例:可卡因意外过量摄入引起昏迷。

主要诊断:可卡因中毒(T40.5)。

其他诊断:昏迷(R40.2)。

使用可卡因引起的依赖综合征(F14.2)。

损伤、中毒外部原因:麻醉品和致幻药(致幻剂)意外中毒(X42)。

第十五条 产科主要诊断是指产科的主要并发症或合并症。没有任何并发症或合并症的分娩,选择分娩方式(如O80～O84)作为主要诊断。

举例:妊娠期糖尿病、头位顺产。

主要诊断:妊娠期糖尿病(O24.4)。

第十六条 康复医疗患者,应遵循下列原则选择主要诊断。

(一)本次住院在诊治住院原因的疾病后又行康复治疗,患者并未出院,选择本次住院的原因作为主要诊断。

举例：患者因车祸伤住院，住院后明确诊断为股骨骨折，住院期间行“股骨骨折切开复位钢板内固定术”，术后转入康复科行运动康复训练，效果较好，出院。

主要诊断：股骨骨折(S72.9)。

(二)原有疾病经过正常治疗后，出现并发症，为治疗并发症而行康复治疗，此时应该使用并发症作为主要诊断。

举例：患者2年前行膝关节置换术，近一个月出现膝关节僵直情况，以“膝关节置换术后僵直”收住院，住院后行康复治疗。

主要诊断：膝关节僵硬(M25.6)；人工膝关节(Z96.6)。

(三)因为疾病的后遗症入院行康复治疗，应以后遗症的临床表现为主要诊断。

举例：患者有脑梗死病史，经治疗后近期出现偏瘫症状，此次因治疗偏瘫症状而住院。

主要诊断：偏瘫(G81.9)；脑梗死后遗症(I69.3)。

(四)髋关节退行性病变，已行髋关节置换，应选择康复治疗方式作为主要诊断。

主要诊断：物理治疗(Z50.1)；人工髋关节(Z96.6)。

第十七条 肿瘤主要诊断选择原则如下：

(一)当住院治疗针对恶性肿瘤时，恶性肿瘤才有可能成为主要诊断。

(二)当对恶性肿瘤进行外科手术切除(包括原发部位或继发部位)，并进行了术前和/或术后放疗或化疗时，选择恶性肿瘤作为主要诊断。

(三)即使患者做了放疗或化疗，但是住院的目的是明确肿瘤诊断(如恶性程度、肿瘤范围)，或是为了确诊肿瘤进行某些操作(如穿刺活检等)，主要诊断仍选择原发(或继发)部位的恶性肿瘤。

(四)如果患者本次专门为恶性肿瘤进行化疗、放疗、免疫治疗而住院时，选择恶性肿瘤化疗(编码Z51.1)、恶性肿瘤放疗(编码Z51.0)或免疫治疗(编码Z51.8)作为主要诊断，恶性肿瘤作为其他诊断。化疗或放疗患者在治疗期间死亡，选择恶性肿瘤作为主要诊断。如果患者在一次住院中接受了不止一项的上述治疗，则可以使用超过一个的编码，应视具体情况根据原则(二)正确选择主要诊断。

(五)当治疗是针对继发部位的恶性肿瘤时，以继发部位的恶性肿瘤作为主要诊断。如果原发肿瘤依然存在，以原发肿瘤作为其他诊断。如果原发恶性肿瘤在先前已被切除或根除，则以恶性肿瘤个人史作为其他诊断，用于指明恶性肿瘤的原发部位。

(六)当只是针对恶性肿瘤所造成的并发症进行治疗时，选择该并发症作为主要诊断，恶性肿瘤作为其他诊断首选。如果同时有多个恶性肿瘤，则按照肿瘤恶性程度的高低顺序书写。

1.如果患者为治疗与恶性肿瘤相关的贫血而入院，且仅对贫血进行了治疗，应选肿瘤引起的贫血作为主要诊断(D63.0* 肿瘤引起的贫血)，恶性肿瘤作为其他诊断。

2.当患者因化疗、放疗和免疫治疗引起的贫血而住院时，且仅对贫血进行了治疗，选择贫血作为主要诊断，相关肿瘤诊断作为其他诊断。

3.当患者为了接受化疗、放疗和免疫治疗而入院，治疗中发生了并发症，如难以控制的恶心、呕吐或脱水，仍选择化疗、放疗和免疫治疗作为主要诊断，并发症作为其他诊断。

4.当患者因为恶性肿瘤引起的并发症（如脱水）住院治疗时，且仅对该并发症进行了治疗（静脉补液），选择该并发症作为主要诊断，相关的肿瘤诊断作为其他诊断。

（七）未特指部位的广泛转移恶性肿瘤使用编码C80，该诊断只有在患者有了转移病灶且不知道原发和继发部位时使用。当有已知继发部位肿瘤的诊断时，应分别逐一诊断。

（八）当妊娠者患有恶性肿瘤时，选择妊娠、分娩及产褥期并发恶性肿瘤（O99.8）作为主要诊断，ICD-10第二章中的适当编码作为其他诊断，用来明确肿瘤的类型。

三、其他诊断填报

第一条 其他诊断是指住院时并存的、后来发生的，或是影响所接受的治疗和/或住院时间的情况，包括并发症和合并症。

（一）并发症：指与主要诊断存在因果关系，由主要诊断直接引起的病症。

（二）合并症：指与主要诊断和并发症非直接相关的另一种疾病，但对本次医疗过程有一定影响，不包括对当前住院没有影响的既往住院的诊断。

第二条 其他诊断仅指影响患者本次住院医疗过程（包括需要进行临床评估、治疗、诊断性操作、延长住院时间、增加护理和/或监测）的附加病症。

第三条 其他诊断的填报要求如下：

（一）填报其他诊断时，先填报并发症，再填报合并症。

（二）有多个并发症和合并症时，根据疾病严重程度按照由重到轻的顺序填报。

（三）主要诊断的合并症发生并发症时，按合并症编码要求填报。

（四）出院时其他诊断仍为“疑似”的不确定诊断，如果给予该疑似诊断相应诊疗，则按确定的其他诊断编码填报（不适用于疑似诊断中有恶性肿瘤的情况——疑似肿瘤不能按照确诊编码填报）。

（五）其他诊断的填报依据必须符合其他诊断的填报原则，且在病案中可追溯。

（六）符合其他诊断填报原则的均须填报。

第四条 并发症填报要求如下：

（一）择期手术后出现的并发症，必须按其他诊断填报。

（二）由手术或操作（包括护理操作）引起的并发症，必须按其他诊断填报。例如，麻醉引起的心跳呼吸骤停、手术引起的术后出血（感染）、气管内吸痰引起的支气管哮喘、口腔护理引起的窒息、导尿引起的尿道出血等。

（三）住院期间发生的院内感染，按其他诊断填报。

（四）产科并发症按主要诊断的选择原则填报。

（五）临床表现表明疾病发展的严重程度，且符合其他诊断填报原则时，视为并发症，作为其他诊断填报。例如，前列腺增生时发生的尿潴留、颅脑损伤时发生的脑疝等。

（六）疾病及其并发症能够通过一个编码表达，不允许再分别编码。例如，2型糖尿病性足坏疽编码于E11.5(2型糖尿病伴有周围循环并发症),不允许再分别编码2型糖尿病及足坏疽。

第五条 合并症填报要求如下:

(一)患者既往发生的病症及治疗情况对本次住院主要诊断及并发症的诊断、治疗、预后有影响,应作为其他诊断填报。

(二)既往史或家族史对本次治疗有影响时,对应的病史(Z80～Z99)填写在其他诊断中。

(三)本次住院新发现的合并症,符合其他诊断填报原则时,应作为其他诊断填报,否则不允许填报。

(四)疾病及其合并症能够通过一个编码分类表达,不允许再分别编码。例如,原发性高血压发病于妊娠之前,分类于O10(原有的高血压并发于妊娠、分娩和产褥期);2型糖尿病发病于妊娠之前,编码于O24.1(原有的2型糖尿病合并妊娠)等。

第六条 根据其他诊断的填报原则及要求,明确以下填报问题:

(一)除非有明确临床意义,异常所见(实验室、X线、病理或其他诊断结果)无须编码上报;如果针对该临床异常所见又做其他检查评估或常规处理,该异常所见应作为其他诊断编码上报。

(二)临床对疾病严重程度进行的分级或分度,可以作为其他诊断填报,如心力衰竭的心功能分级(NYHA分级)、心肌梗死的Killip分级、烧伤或腐蚀伤的累及面积等。代表正常情况的分级无须填报。

(三)住院期间发生的疾病(情况),经诊疗后纠正,符合其他诊断填报原则,可作为其他诊断填报。如心脏停搏复苏成功、高钾血症纠正后血钾正常、急性尿潴留导尿后去除导尿管等。

(四)根据编码填报规则,需要附加编码的情况,可作为其他诊断填报。例如,使用附加编码标明传染性病原体(B95～B97)或疾病,附加Z53编码说明操作未进行的原因等。

(五)当疾病原因不明(如突发性耳聋、眩晕等),临床除进行相关的鉴别诊断外,本次住院无法确定病因时,方可填报未特指病因的诊断编码。

(六)疾病的常见临床表现,未能反映其严重程度,且不符合其他诊断填报原则,该临床表现不允许填报,如呼吸衰竭时的低氧血症、肾病综合征时的蛋白尿等。

(七)原则上不允许填报疾病分类中未特指的并发症的编码,如糖尿病伴有未特指的并发症(E14.8)、产程和分娩未特指的并发症(O75.9)、创伤未特指的早期并发症(T79.9)、操作未特指的并发症(T81.9)等。

(八)填报的疾病分类中已表达的情况,不允许再次编码。例如,开放性尺骨干骨折(S52.21)分类中已表达开放,不允许再编码开放性前臂损伤(S51.9);痉挛性截瘫(G82.1)分类中已表达双下肢瘫,不允许再编码下肢单瘫(G83.1)。

(九)住院期间出现同一疾病不同严重程度的诊断,填报较重的疾病编码,较轻的诊断编码不允许填报。如先后出现重度蛋白质-能量营养不良(E43)、中度蛋白质-能量营养不良(E44.0)、轻度蛋白质-能量营养不良(E44.1),只填报 E43,不允许再填报 E44.0 及 E44.1。

(十)当次住院施行手术的植入物和术后状态不允许编码填报。

四、手术及操作填报

第一条 手术及操作是指本次住院期间对患者直接施行的诊断性及治疗性手术、操作,包括外科手术、非手术室诊断性或治疗性操作、实验室检查等。手术及操作填报名称是对手术、操作过程的高度概括,一般由部位、术式、入路、疾病性质等要素构成。

第二条 手术及操作应具体区分主要手术及操作与其他手术及操作。主要手术及操作是指患者本次住院期间,针对临床医师为患者作出主要诊断的病症所施行的手术或操作,一般是风险最大、难度最高、花费最多的手术及操作。

第三条 填写手术及操作时,优先填写主要手术及操作。填写其他手术及操作时,如果既有手术又有操作,按手术优先原则。仅有操作时,首先填写与主要诊断相对应的主要治疗性操作(有创治疗性操作优先),后依时间顺序逐条填写其他操作。

第四条 手术及操作填报要求。临床医生应按照医疗规范书写手术、操作名称及记录,编码人员据此按分类规则进行编码,且填报依据应在病案中可追溯。

(一)临床医师在手术及操作记录中应按照临床规范记载所实施的入路、解剖部位(最小解剖单元)、手术及操作步骤、术式、疾病性质、辅助技术、置入材料及所使用器械等重要内容,尤其要准确描述其关键步骤,并通过手术及操作名称规范表达。

(二)编码人员应熟悉手术及操作名称中各要素的含义,结合临床病案信息,按分类规则进行编码。当医生描述手术及操作的经过或名称与分类规则不符或不确切时,编码人员需要与其沟通并确认后填报。

第五条 手术及操作编码填报范围如下:

(一)手术编码填报范围:ICD-9-CM-3 中有正式名称的全部手术要求编码填报。

(二)操作编码填报范围:除特殊规定以外,ICD-9-CM-3 中的操作均应编码填报。

(三)以下情况原则上不应填报:

1.在一次住院期间,大多数患者都需执行的常规操作(不是针对某类疾病的特异性操作),此类操作的医疗资源消耗可通过诊断或其他相关操作体现。也就是说,对于某个特定的诊断或操作,它是诊疗规范中的必然之选。

举例:手术治疗 Colles 骨折,必会使用 X 线和石膏固定;治疗脓毒血症时必会静脉输注抗生素。

2.在 ICD-9-CM-3 的各章节中均存在一些未特指手术及操作的编码分类,理论上只具有分类意义,在实际应用中不应填报此类无明确入路、术式、部位、范围等未特指的编码。例如,未特指部位的骨全部切除术(77.90)、用未特指类型补片移植物的血管修补术(39.58)等。

3.常规手术入路、手术步骤及编码规则中需要省略的术式,不应填报。例如,作为手术入路的胸骨切开术、剖腹探查术，开胸术后胸腔闭式引流术，肠吻合术中的端对端吻合术等。

第六条 常规需要填报的操作，临床操作尤其是治疗性操作和有创诊断性操作均属于常规填报内容，主要包括：

（一）治疗性超声及血管内超声，如周围血管治疗性超声、冠状动脉血管内超声等。

（二）按解剖部位分类章节中的诊断性操作，如肺穿刺活检等。

（三）有创诊断性放射学和相关技术，如经皮肝穿刺胆管造影、术中胆管造影等。

（四）治疗性放射学和核医学，如碘-131 放射性同位素注射治疗、调强适形放射治疗等。

五、病案首页与医保结算清单填报的异同点

病案首页与医保结算清单填报的异同点如表 3-1 所示。

表 3-1 病案首页与医保结算清单填报的异同点

类别	医保结算清单	病案首页
作用不同	参保患者就诊后，定点医疗机构向医保经办管理部门申请医保费用结算时所需提交的数据清单，是开展医保大数据统计分析的重要工具	用于提高医疗机构科学化、规范化、精细化、信息化管理水平，加强医疗质量管理与控制工作，完善病案管理
设计思路不同	遵循“适用性、一致性、规范性”原则	遵循“可及性、科学性、客观性、便捷性”原则
项目方面差异	新生儿入院类型	无该项目
	住院医疗类型：住院、日间手术	
	治疗类别：西医、中医（中医、民族医）、中西医结合	
	诊断代码计数	
	手术及操作代码计数	
	医保支付方式：①按项目；②单病种；③按病种分值；④疾病诊断相关分组（DRG）；⑤按床日；⑥按人头；⑦其他	
	基金支付信息	

续表

类别	医保结算清单	病案首页
项目方面差异	无该项目	麻醉分级 手术级别 切口等级/切口愈合类别 死亡患者尸检 随诊、随诊期限 药物过敏 质控医师、质控护士
编码版本不同	使用医保版 ICD-10 和医保版 ICD-9-CM-3	首页中通常使用各种版本的临床版，如国临、国标、北京、上海等版本，一般上报时统一使用国临版
主要诊断选择原则不同	突出来院原因及医疗资源消耗	突出对患者危害最大
其他诊断选择原则不同	病案首页中所有的其他诊断，要有条件地挑选出来，再填写在医保结算清单上，没有影响本次主要诊断疾病和并发症以及医疗资源消耗诊断的可不填	强调全部诊断，都需填写
主管部门、上报平台不同	主管单位国家医保局，其目的是医保结算	主管单位国家卫生健康委，目的是绩效考核

思考题

1.简述选择医保结算清单的主要诊断的一般原则。

2.试总结康复患者的主要诊断选择原则。

参考文献

[1]陈晓红，郑筠，赵慧智，等.DRG 入组错误百例详解[M].南京：东南大学出版社，2020.

[2]刘爱民.DRGs 疾病与手术操作编码和报告指南[M].太原：山西科学技术出版社，2020.

[3]丁利，董彦平，赵霞.DRG 预付费视角下医保结算清单与病案首页差异性分析[J].中国社会医学杂志，2023，40(5)：614-618.

[4]国家医疗保障局办公室关于印发医疗保障基金结算清单填写规范的通知[EB/OL].(2020-04-24)[2025-03-03].https://www.gov.cn/zhengce/zhengceku/2020-05/15/content_5511919.htm.

第四章

疾病与手术操作 ICD 编码各章节填报规则

第一节　ICD-10 各章节填报规则

一、某些传染病和寄生虫病(A00～B99)

第一条　某些传染病和寄生虫病(A00～B99)是特殊组合章,强调疾病的病因,包括一般认为有传染性或可传播的疾病,如产科破伤风(A34)、新生儿破伤风(A33)、新生儿百日咳(A37)、先天性梅毒(A50)、人类免疫缺陷病毒(human immunodeficiency virus, HIV)感染所致疾病(B20～B24)等;不包括传染病的病原携带者或可疑病原携带者(Z22.-),非传染性病因的局部感染,并发于妊娠、分娩和产褥期的传染病和寄生虫病(O98.-),特发于围生期的传染病和寄生虫病(P35～P39),流行性感冒和其他急性呼吸道感染(J00～J22)。

第二条　编码规则:临床未明确传染病或寄生虫病是否为慢性者,假定分类为活动性或急性。

第三条　肠道传染病(A00～A09)。

(一)细菌性、原虫性、病毒性和其他特指的传染性病原体所引起的腹泻和胃肠炎分类于 A00～A08,其他传染性和未特指病因的腹泻和胃肠炎分类于 A09。

(二)非传染性病因的腹泻和胃肠炎编码于 K52.9。

(三)新生儿未指明病因的腹泻编码于 A09.9,新生儿非感染性腹泻编码于 P78.3,幼儿及成人非感染性腹泻编码于 K52.9。

第四条　粟粒型结核(A19)临床应明确急、慢性(含亚急性),未明确时假定分类为急性。急性粟粒型结核同时要区分单个部位(A19.0)或多个部位(A19.1)。

第五条　人类免疫缺陷病毒感染所致疾病(B20～B24)不包括无症状的人类免疫缺陷病毒感染状态(Z21)及并发于妊娠、分娩和产褥期(O98.7)。

(一)人类免疫缺陷病毒感染所致疾病造成的并发症分类于 B20～B24,不允许再分别编码。

(二)HIV 病多个并发症存在于 B20～B22 同一类目中的多个亚目时,编码于该类目的.7 中;HIV 病多个并发症存在于 B20～B22 中多个类目时,编码于 B22.7。其他诊断可用 B20～B24 中的编码附加说明具体的并发症。

（三）HIV 病发生前已存在的疾病，不允许分类于 HIV 病（B20～B24），应按原疾病所在章节编码。

（四）HIV 状态：接触和暴露于人类免疫缺陷病毒编码于 Z20.6；HIV 确诊但无症状分类于 Z21；入院检查 HIV 抗体阳性，但未经指定医疗机构确诊，分类于 R75。

第六条 传染病和寄生虫病的后遗症（B90～B94）是类目 A00～B89 中疾病的后遗症，一般情况下不能作为主要编码填报。

第七条 细菌、病毒和其他传染性病原体（B95～B97）不允许作为主要编码。当需要标明分类于他处疾病的传染性病原体时，可以作为附加编码填报。

思考题

1.试分析编码"A00～B99"的分类轴心。

2.描述 HIV 感染的编码规则。

二、肿瘤（C00～D48）

第一条 肿瘤（C00～D48）是一般优先分类章，包括各解剖部位的恶性肿瘤、原位肿瘤、良性肿瘤和动态未定或动态未知的肿瘤。除实体组织恶性肿瘤的分类外，还有淋巴、造血和有关组织的恶性肿瘤，恶性和良性的神经内分泌肿瘤，以及黑色素瘤、基底细胞癌和鳞状细胞癌等皮肤肿瘤。

第二条 编码规则如下：

（一）肿瘤编码填报时应至少包括肿瘤部位编码和肿瘤形态学编码。根据组织学类型，结合动态编码，确定肿瘤部位编码。

（二）肿瘤具有功能活性时，可以附加第四章（内分泌、营养和代谢疾病）编码表达。

（三）恶性肿瘤部位的交搭跨越是指原发部位不明确但涉及两个或两个以上相邻部位的一个肿瘤。同一类目下涉及相邻部位的肿瘤（交搭），编码于该类目的.8 中。如果索引中另有特指，则按规则分类，如食管和胃癌 C16.0。同一临床解剖系统相邻部位肿瘤在不同类目下（跨越），按归属的解剖系统分类，如胃和小肠恶性肿瘤编码于 C26.8（消化系统交搭跨越恶性肿瘤）。跨越不同临床解剖系统的肿瘤，编码于 C76.8（其他和不明确部位交搭跨越的恶性肿瘤）。

（四）病理明确诊断是混合型（两种形态学）恶性肿瘤，如果没有一个肿瘤形态学编码能同时表达，则选择更具有特异性的较大编码。

举例：移行性细胞表皮样癌。移行细胞癌 NOS（M8120/3）和表皮样癌 NOS（M8070/3）。

形态学编码：移行细胞癌 NOS（M8120/3）。

（五）上皮或鳞状细胞肿瘤，即肿瘤形态学编码在 M801～M808 之间且部位标有"#"号，肿瘤的部位编码分类于该部位的皮肤肿瘤中。

（六）除外骨内性和牙源性，部位标有"◇"符号的任何类型癌和腺癌均按转移分类，编码于 C79.5（骨和骨髓继发性恶性肿瘤）。

（七）临床和病理诊断都未指明是继发性肿瘤，按原发性肿瘤编码。

第三条 复合癌（多部位原发恶性肿瘤）（C97）是指两个及两个以上独立的原发恶性肿瘤。对多处原发肿瘤同时进行诊疗时，C97 为主要编码，再分别编码各部位原发恶性肿瘤；只对其中一个肿瘤进行诊疗，该原发恶性肿瘤为主要编码，其他部位的肿瘤分别编码，同时附加编码 C97。

同时存在于 C81～C96 中的两个或两个以上淋巴、造血和有关组织的恶性肿瘤，不能使用 C97[独立（原发）多个部位的恶性肿瘤]。淋巴、造血和有关组织的恶性肿瘤（C81～C96）与其他部位病理形态学不同的原发恶性肿瘤同时存在时，可使用 C97。

第四条 宫颈（CIN Ⅲ）（D06）、阴道（VAIN Ⅲ）（D07.2）及外阴（VIN Ⅲ）（D07.1）均按原位癌分类。

第五条 因可疑恶性肿瘤入院，经相关检查排除了恶性肿瘤，主要编码于 Z03.1（可疑恶性肿瘤的观察）。

第六条 符合入院标准及诊疗规范的恶性肿瘤治疗后的随诊检查，主要编码于 Z08（恶性肿瘤治疗后的随诊检查）。

第七条 恶性肿瘤个人史（Z85）不允许作为主要诊断填报，如果与本次治疗的疾病相关，可以作为附加编码。

第八条 恶性肿瘤局切术后再次入院行同部位扩大或根治性手术，术后病理检查未见肿瘤组织，主要诊断可选择该部位的恶性肿瘤，病理诊断按原肿瘤形态学填报，原恶性肿瘤诊断依据在病案中可追溯。

第九条 肿瘤患者存在贫血，需区分以下情况：

（一）肿瘤引起的贫血：患者因肿瘤疾病本身引起的贫血入院，且主要对贫血进行治疗，选择肿瘤引起的贫血（D48.9＋D63.0*）作为主要诊断，引起贫血的肿瘤作为其他诊断。

（二）患者因化疗、放疗、免疫治疗等引起的贫血入院，且主要对贫血进行治疗，选择贫血作为主要诊断，相关的肿瘤作为其他诊断。

（三）患者在化疗、放疗或免疫治疗过程中发生贫血，完成疗程性治疗的同时又对贫血进行治疗，选择化疗、放疗或免疫治疗等作为主要诊断，相关的肿瘤及贫血可作为其他诊断。

思考题

1.什么是肿瘤的交搭跨越，编码规则是什么？

2.试分析复发癌和复合癌的处理方法。

三、血液及造血器官疾病和涉及免疫机制的某些疾患（D50～D89）

第一条 血液及造血器官疾病和涉及免疫机制的某些疾患（D50～D89）是对各种贫血、凝血机制和免疫机制障碍性疾病的分类，包括营养性贫血、溶血性贫血、再生障碍性贫血及其他贫血，凝血缺陷、紫癜和其他出血情况，血液和造血器官的其他疾病以及涉及免疫机制的某些疾病；不包括系统性自身免疫性疾病（M35.9），起源于围生期的某些疾病（P00～P96），妊娠、分娩和产褥期的并发症（O00～O99）等。

第二条 贫血。

（一）贫血临床应明确病因，未特指病因的贫血（D64.9）一般情况下不能作为主要编码，可以作为附加编码表达贫血程度（轻、中、重度）。具体见表 4-1。

表 4-1 可作为附加编码表达贫血程度的情况

编码名称	编码	说明
营养性贫血	D50～D53	铁、维生素 B_{12} 等造血原料不足或利用障碍所致贫血
溶血性贫血	D55～D59	红细胞遭到破坏，溶血超过骨髓的代偿能力引起的贫血
再生障碍性贫血	D60～D61	由不同病因和机制引起的骨髓造血功能衰竭症
急性出血后贫血	D62	根据失血速度分类
未特指的贫血	D64.9	无法明确上述病因的贫血

（二）分类于他处的慢性疾病引起的贫血采用双重分类，如肿瘤性贫血（D48.9† D63.0*）、慢性肾脏病贫血（N18.8†D63.8*）。

（三）继发于慢性失血的缺铁性贫血编码于 D50.0，继发于出血后的急性贫血分类于 D62。本次治疗目的是继发性贫血的病因，病因疾病作为主要编码，失血性贫血作为附加编码。

举例：胃溃疡急性出血性贫血。

主要编码：胃溃疡伴出血（K25.4）。

其他编码：急性出血后贫血（D62）。

（四）药物诱发的贫血，附加外因编码（国际疾病分类 ICD-10 第二十章）标明药物。

举例：疟疾治疗中服用氯喹引发的叶酸缺乏性贫血。

主要编码：药物性叶酸盐缺乏性贫血（D52.1）。

其他编码：氯喹药物反应（Y41.2）。

第三条 脾功能亢进（D73.1）不包括未特指的脾大（R16.1）和先天性脾大（Q89.0）。脾功能亢进和脾大临床未明确病因时，可作为主要编码；有明确病因，针对肝硬化失代偿引起的脾功能亢进行手术治疗（脾切除）时，选择脾功能亢进（D73.1）作为主要编码。

思考题

1.试叙述继发性贫血如何编码。

2.举例说明什么叫“一病三码”。

四、内分泌、营养和代谢疾病（E00～E90）

第一条 内分泌、营养和代谢疾病（E00～E90）包括内分泌腺（甲状腺、肾上腺、垂体腺、胸腺、卵巢和睾丸)的疾病,糖尿病、葡萄糖调节和胰腺内分泌疾病;营养不良、肥胖和营养过剩,代谢紊乱等;不包括妊娠、分娩和产褥期的并发症(O00～O99),症状、体征和临床与实验室异常所见(R00～R99),特发于胎儿和新生儿的暂时性内分泌和代谢疾病(P70～P74)。

第二条 甲状腺疾病。

(一)甲状腺功能减退是由多种原因导致的全身性低代谢综合征,病因不同,分类不同。碘缺乏相关的甲状腺功能减退,分类于 E00～E02;非碘缺乏的先天性甲状腺功能减退,编码于 E03.0～E03.1;药物性甲状腺功能减退,编码于 E03.2;放射后和手术后甲状腺功能减退,编码于 E89.0。

(二)甲状腺肿区分毒性(甲状腺功能亢进)和非毒性(甲状腺功能正常),按临床表现(弥漫性、结节性)和病因(碘缺乏、甲状腺功能减退)进行分类。具体见表 4-2。

表 4-2 甲状腺肿不同临床表现及其编码

临床诊断	临床表现	病因	编码	编码名称
甲状腺肿	弥漫性	碘缺乏	E01.0	碘缺乏相关性弥漫性(地方性)甲状腺肿
		先天性甲减	E03.0	先天性甲状腺功能减退症伴有弥漫性甲状腺肿
		非毒性	E04.0	非毒性弥漫性甲状腺肿
		毒性	E05.0	甲状腺毒症伴有弥漫性甲状腺肿
	单个结节	非毒性	E04.1	非毒性单个甲状腺结节
		毒性	E05.1	甲状腺毒症伴有毒性单个甲状腺结节
	多结节	碘缺乏	E01.1	碘缺乏相关性多结节性(地方性)甲状腺肿
		非毒性	E04.2	非毒性多结节性甲状腺肿
		毒性	E05.2	甲状腺毒症伴有毒性多结节性甲状腺肿
	未特指的	碘缺乏	E01.2	未特指的碘缺乏相关性(地方性)甲状腺肿
		非毒性	E04.9	未特指的非毒性甲状腺肿
	其他	非毒性	E04.8	其他特指的非毒性甲状腺肿
		激素生成障碍	E07.1	激素合成障碍性甲状腺肿
		新生儿暂时性	P72.0	新生儿甲状腺肿,不可归类在他处者

(三)甲状腺炎按临床表现和病因分类,包括:急性甲状腺炎(E06.0)、亚急性甲状腺炎(E06.1)、慢性甲状腺炎(E06.2/E06.5)。自身免疫性甲状腺炎编码于 E06.3,药物性甲状腺炎编码于 E06.4。

第三条 糖尿病。

(一)糖尿病临床应明确分型及并发症,用亚目表示糖尿病并发症。糖尿病伴有并发症(亚目.0～.8)和糖尿病不伴有并发症(亚目.9)不允许同时填报。未特指的并发症(亚目.8)一般情况下不允许作为诊断填报。

（二）本次住院确诊的糖尿病根据临床分型分类，一般情况下不允许填报 E14（未特指的糖尿病）。

（三）糖尿病合并两个及以上并发症，原则上“糖尿病伴有多个并发症”不作为主要诊断填报，选择主要治疗的并发症作为主要诊断，其他糖尿病并发症和“糖尿病伴有多个并发症”作为其他诊断填报；只有无法确定本次主要治疗的并发症时，才有可能选择“糖尿病伴有多个并发症”作为主要诊断，糖尿病具体并发症作为其他诊断。

第四条 甲状旁腺疾病。

（一）甲状腺及甲状旁腺手术后的继发性甲状旁腺功能减退应编码于 E89.2（操作后甲状旁腺功能减退症），不应填报继发性甲状旁腺功能减退症。

（二）慢性肾脏疾病导致的继发性甲状旁腺功能亢进，应编码于 N25.8（肾源性继发性甲状旁腺功能亢进），不应填报继发性甲状旁腺功能亢进症。

第五条 尿崩症根据病因分类，中枢性尿崩症编码于 E23.2，手术后尿崩症编码于 E89.3，肾源性尿崩症编码于 N25.1。

第六条 酸中毒（E87.2）包括代谢性、呼吸性、乳酸性及未特指的酸中毒。糖尿病性酸中毒、糖尿病酮症酸中毒编码于糖尿病酮症酸中毒（E10～E14 的亚目.1），不允许同时编码 E87.2（酸中毒）。

思考题

1.叙述糖尿病伴多个并发症时如何编码。

五、精神和行为障碍（F00～F99）

第一条 精神和行为障碍（F00～F99）是一般优先分类章，包括器质性（症状性）精神障碍、使用精神活性物质引起的精神和行为障碍、心境（情感）障碍、心理发育障碍等；不包括症状、体征和临床与实验室异常所见（R00～R99）。

第二条 编码规则如下：

（一）临床需要表示精神疾患时，使用 F00～F99 编码。

（二）此章（“此章”指对应的 ICD-10 章节，下同）疾病的病因或引起的临床表现需要指明时，附加填报其他章节的编码。

（三）填报此章疾病时，编码分类完全依从临床诊断。

（四）分类于他处的疾病引起 F00～F99 的精神和行为障碍，采用双重分类编码，不允许再分别编码。

第三条 痴呆根据病因分类，包括阿尔茨海默病性痴呆（F00*）、血管性痴呆（F01）、其他疾病引起的痴呆（F02*）（如帕金森病性痴呆 G20†F02.3*）等。引起血管性痴呆（F01）的疾病可作为其他编码。

举例：脑动脉硬化性痴呆。

主要编码：动脉硬化性痴呆（F01.9）。

其他编码:大脑动脉粥样硬化(I67.2)。

第四条　精神分裂症(F20)临床应明确精神分裂症类型,如偏执型(F20.0)、青春型(F20.1)、紧张型(F20.2)、未分化型(F20.3)等,填报时应区分。精神分裂症样精神病(器质性妄想障碍)编码于F06.2,慢性酒精中毒性分裂样精神病编码于F10.5,急性精神分裂症样精神病性障碍编码于F23.2。

第五条　心境(情感)障碍(F30～F39)伴有服用药物自杀行为时,应附加外因编码X60～X64(故意药物自害)。

第六条　当焦虑和抑郁的症状同时存在,无法确定两者中较突出的症状或均未达到各自的诊断标准时,编码于F41.2(混合性焦虑和抑郁障碍)。两者严重程度符合各自诊断标准时,应分别编码。

思考题

1.描述"痴呆"的病因分类及编码规则。

六、神经系统疾病(G00～G99)

第一条　神经系统疾病(G00～G99)包括中枢神经系统炎性疾病、脑膜炎、帕金森病、睡眠障碍、瘫痪综合征、脑疝及短暂性脑缺血发作和相关的综合征、周围神经系统疾病等;不包括分类于循环系统疾病的脑血管病(I60～I69),起源于围生期的某些情况(P00～P96),某些传染病和寄生虫病(A00～B99),妊娠、分娩和产褥期的并发症(O00～O99),先天性畸形、变形和染色体异常(Q00～Q99),损伤、中毒和外因的某些其他后果(S00～T98),肿瘤(C00～D48),症状、体征和临床与实验室异常所见(R00～R99)等。

第二条　神经系统疾病部分分类与发病年龄相关。早期发病的小脑性共济失调(通常在20岁以前发病)编码于G11.1,晚期发病的小脑性共济失调(通常在20岁以后发病)编码于G11.2;阿尔茨海默病伴有早期发病(通常在65以前发病)编码于G30.0,阿尔茨海默病伴有晚期发病(通常在65岁以后发病)编码于G30.1。

第三条　中枢神经系统炎性疾病(G00～G09)临床应明确感染发生的部位(脑膜、脑、脊髓、颅内、椎管内或静脉)和感染性病原体(细菌、病毒、真菌等)。中枢神经系统炎性疾病的常见临床表现(如头痛、恶心、呕吐或发热等)一般情况下无须填报,其并发症(如癫痫、昏迷、瘫痪、言语障碍等)可作为其他编码填报。

第四条　脑膜炎临床应明确病因和病原体,感染性病原体引起的脑膜炎主要包括链球菌性脑膜炎、葡萄球菌性脑膜炎等分类于G00(不可归类在他处的细菌性脑膜炎);脑膜炎球菌性脑膜炎、结核性脑膜炎分类于G01*(分类于他处的细菌性疾病引起的脑膜炎);疱疹病毒性脑膜炎、流行性腮腺炎性脑膜炎等分类于G02*(分类于他处的其他传染病和寄生虫病引起的脑膜炎)。

第五条　中枢神经系统炎性疾病的后遗症(G09)是针对G00、G03、G04、G06、G08疾病后遗症的分类,符合主要诊断选择原则时,选择后遗症的临床表现作为主要编码,G09

作为其他编码。

举例:免疫接种后脑炎所致的轻度精神发育迟缓。

主要编码:轻度精神发育迟缓(F70.9)。

其他编码:脑膜炎后遗症(G09)。

第六条 帕金森病(或帕金森综合征)按病因分类:原发性、特发性及未特指的帕金森病(或帕金森综合征)分类于G20,包括帕金森病性痴呆;继发性帕金森综合征(药物性、外伤性、血管性或脑炎后等)分类于G21,药物性或其他外部因素引起的继发性帕金森综合征可附加国际疾病分类ICD-10第二十章的外因编码;梅毒性帕金森综合征分类于G22*(分类于他处的疾病引起的帕金森综合征)。

第七条 睡眠障碍根据病因进行分类,继发性失眠、延迟睡眠阶段综合征、睡眠呼吸暂停等器质性睡眠障碍编码于G47(睡眠障碍),由精神、行为因素引起的睡眠障碍编码于F51(非器质性睡眠障碍),新生儿中枢性和阻塞性睡眠呼吸暂停编码于P28.3(新生儿原发性睡眠呼吸暂停)。临床明确睡眠障碍的病因时,病因作为主要编码,G47作为其他编码填报。

举例:患者因扁桃体及腺样体肥大引起的睡眠呼吸暂停低通气综合征入院行手术治疗。

主要编码:扁桃体肥大伴腺样体肥大(J35.3)。

其他编码:睡眠呼吸暂停(G47.3)。

第八条 面神经非创伤性疾病编码于G51,根据临床表现分类,填报时不区分左右侧、运动或感觉功能紊乱。临床上特发性面神经瘫痪、特发性面神经麻痹、贝尔(Bell)麻痹、特发性面瘫均编码于G51.0(贝尔面瘫)。

第九条 瘫痪综合征为损伤(或疾病)的并发症,其编码填报参见主要诊断选择原则。临床应明确病因及临床表现,偏瘫分类于G81,截瘫和四肢瘫分类于G82。G81和G82按瘫痪的性质(松弛性或痉挛性)进行分类,只有无法分类到G81和G82的情况下,才允许分类到G83[其他麻痹(瘫痪)综合征]。

第十条 脑疝是疾病(或损伤)所导致的颅内压增高的严重并发症。非创伤性脑疝编码于G93.5(脑受压);创伤性脑疝编码于S06.2(弥散性脑损伤);腰椎穿刺术后脑疝编码于G97.1(对腰椎穿刺的其他反应);先天性脑疝编码于Q01(脑膨出)。只有当入院时即存在脑疝,脑疝才有可能作为主要诊断填报,具体参见主要诊断选择原则。

第十一条 短暂性脑缺血发作(transient ischemic attack, TIA)和相关的综合征(G45)主要指由于局部脑缺血或视网膜缺血引起的短暂性神经功能缺损,无具体责任病灶。临床诊断明确的TIA以及相关综合征(椎基底动脉综合征、颈动脉综合征、多发性和双侧入脑前动脉综合征等)才可分类于G45。因脑动脉粥样硬化、血栓形成、闭塞狭窄等引起的缺血性脑血管病(如椎动脉粥样硬化、椎动脉狭窄、脑梗死等)分类于国际疾病分类ICD-10第九章循环系统疾病中的脑血管病(I60～I69)。

思考题

1.试分析“阿尔茨海默病”的分类轴心。

七、眼和附器疾病(H00～H59)

第一条 眼和附器疾病(H00～H59)包括眼球、眼眶、眼的附属器、视路、视皮层、眼相关血管神经结构疾病,以及由于其他病因导致的眼疾病;不包括起源于围生期的某些情况(P00～P96),先天畸形、变形和染色体异常(Q00～Q99),损伤、中毒和外因的某些其他后果(S00～T98)等。

第二条 眼外伤。

(一)新发生的眼外伤以国际疾病分类 ICD-10 第十九章(损伤、中毒和外因的某些其他后果)的损伤部位作为主要编码,眼和附器疾病(H00～H59)及外因(国际疾病分类 ICD-10 第二十章)作为附加编码。

举例:眼钝挫伤、虹膜脱垂、外伤性白内障。

主要编码:眼撕裂伤和破裂伴有眼内组织脱出或缺失(S05.2)。

其他编码:外伤性白内障(H26.1)。

外因编码:被投掷、抛出或坠落的物体击中(W20)。

(二)再次入院治疗眼外伤导致的疾病,分类于此章。

举例:因眼破裂伤 2 个月后发生房角后退性青光眼住院治疗。

主要编码:继发于眼外伤的青光眼(H40.3)。

其他编码:虹膜和睫状体的其他粘连和破裂(H21.5)。

(三)眼和附器的烧伤和腐蚀伤(T26)临床应明确部位、烧伤或腐蚀伤、是否伴有眼球破裂和破坏。一般情况下不允许填报 T26.4(眼和附器部位未特指的烧伤)和 T26.9(眼和附器部位未特指的腐蚀伤)。

第三条 白内障。

(一)老年性白内障分类于 H25,婴幼儿、老年前期、外伤性、药物性、后发性等白内障分类于 H26(其他白内障),先天性白内障编码于 Q12.0,分类于他处的疾病引起的白内障双重分类于 H28*。

(二)糖尿病引起的白内障属于代谢性白内障,采用双重分类(E10～E14†H28.0*)并区分糖尿病分型;其他内分泌、营养和代谢疾病引起的白内障编码于 E88.9†H28.1*(代谢性白内障)。临床未明确白内障由糖尿病引起时,应分别编码。

第四条 晶状体的其他疾患(H27)。

(一)无晶状体(H27.0)表达后天性晶状体缺失(包括手术摘除后的情况)。

(二)晶状体脱位:晶状体脱位编码于 H27.1,人工晶状体发生机械性并发症(如人工晶状体脱位)编码于 T85.2(眼内透镜的机械性并发症),无并发症的具有人工晶状体植入物状态编码于 Z96.1(具有眼内晶状体)。

第五条 糖尿病性视网膜病变采用双重分类（E10～E14†H36.0*），临床应明确糖尿病分型和糖尿病性视网膜病变分期。

第六条 青光眼（H40）临床应明确具体类型（可疑、原发、继发等）。其中，原发性青光眼应区分开角型、闭角型。一般情况下，未特指的青光眼（H40.9）不作为填报诊断。继发性青光眼可附加病因编码。

举例：治疗过熟期白内障导致的继发性青光眼。

主要编码：继发于其他眼部疾患的青光眼（H40.5）。

其他编码：老年性过熟期白内障（H25.2）。

第七条 玻璃体出血（H43.1）即玻璃体积血。病因明确时，具体病因作为主要编码，玻璃体出血（H43.1）作为其他编码。

思考题

1.说明"眼外伤"的编码规则。

八、耳和乳突疾病（H60～H95）

第一条 耳和乳突疾病（H60～H95）包括外耳、中耳、乳突、内耳等部位疾患；不包括起源于围生期的某些情况（P00～P96），某些传染病和寄生虫病（A00～B99），妊娠、分娩和产褥期的并发症（O00～O99），损伤、中毒和外因的某些其他后果（S00～T98）等。

第二条 中耳炎（H65～H67）。

（一）中耳炎根据病因、临床表现分为非化脓性中耳炎（H65）、化脓性中耳炎（H66）、分类于他处的疾病引起的中耳炎（H67*）。填报时应区分胆脂瘤型中耳炎（H71）、粘连性中耳炎（H74.1）。

（二）化脓性和未特指的中耳炎（H66）或非化脓性中耳炎（H65），伴有鼓膜穿孔时，应附加编码 H72.-（鼓膜穿孔）。

（三）中耳胆脂瘤行乳突切除术后因复发再次入院治疗，应编码于 H95.0（乳突切除术后空腔的复发性胆脂瘤）。

第三条 前庭性眩晕临床应区分前庭周围性眩晕（如梅尼埃病 H81.0）和前庭中枢性眩晕（H81.4）。眩晕综合征临床未能明确前庭性眩晕类型时，才可编码于 H81.9（前庭功能未特指的疾患），一般情况下不作为填报诊断。

第四条 突发性耳聋又称突聋，编码于 H91.2（突发特发性听觉丧失）。突聋病因明确且主要治疗病因时，病因作为主要诊断，突发特发性听觉丧失（H91.2）作为其他诊断；只有病因不明确时，突发特发性听觉丧失（H91.2）方可作为主要诊断。

思考题

1.叙述"突发性耳聋"的编码规则。

九、循环系统疾病(I00～I99)

第一条 循环系统疾病(I00～I99)包括心脏、血管和淋巴管及淋巴结疾病；不包括系统性结缔组织(血管性)疾病(M30～M36)，如结节性多动脉炎、变应性血管炎等。脑血管疾病也分类于此章，但不包括短暂性大脑缺血性发作和相关的综合征(G45.-)、创伤性颅内出血(S06.-)和血管性痴呆(F01.-)。

第二条 心脏瓣膜病临床应明确病因是否为风湿性，未明确时假定分类如表4-3所示。

表4-3 心脏瓣膜疾病假定分类情况

瓣膜疾病	限定条件	假定为非风湿性	假定为风湿性
瓣膜关闭不全	未提及病因	二尖瓣 I34.0	三尖瓣 I07.1
		主动脉瓣 I35.1	
		肺动脉瓣 I37.1	
瓣膜狭窄	未提及病因	主动脉瓣 I35.0	二尖瓣 I05.0
		肺动脉瓣 I37.0	三尖瓣 I07.0
瓣膜关闭不全伴狭窄	未提及病因	主动脉瓣 I35.2	二尖瓣 I05.2
		肺动脉瓣 I37.2	三尖瓣 I07.2
多瓣膜病	未提及病因		心脏多瓣膜疾病 I08

第三条 高血压(I10～I15)不包括高血压并发于妊娠、分娩和产褥期(O10～O11，O13～O16)，累及冠状血管(I20～I25)，新生儿高血压(P29.2)，原发性肺动脉高压(I27.0)，继发性肺动脉高压(I27.2)。

特发性(原发性)高血压(I10)和继发性高血压(I15)引起脑血管病(I60～I69)时，可附加编码高血压。

高血压引起的肾病，分类于I12(高血压肾脏病)；肾脏疾病引起的高血压(肾性高血压)，分类于I15(继发性高血压)。

原发性高血压引起心脏、肾脏并发症时，应合并编码，具体见表4-4。

表4-4 原发性高血压合并编码相关情况

编码	编码名称	合并条件	编码	编码名称	合并编码	合并编码名称
I10	特发性(原发性)高血压	由高血压引起	I50	心力衰竭	I11.0	高血压心脏病伴有(充血性)心力衰竭
			I51.4	未特指的心肌炎	I11.9	高血压心脏病不伴有(充血性)心力衰竭

续表

编码	编码名称	合并条件	编码	编码名称	合并编码	合并编码名称
I10	特发性(原发性)高血压	由高血压引起	I51.5	心肌变性	I11.9	高血压心脏病不伴有(充血性)心力衰竭
			I51.6	未特指的心血管疾病		
			I51.7	心脏肥大		
			I51.8	其他不明确的心脏病		
			I51.9	未特指的心脏病		
I10	特发性(原发性)高血压	由高血压引起	N00～N07	肾小球疾病	I12.9	高血压肾脏病不伴有肾衰竭
			N26	未特指的肾挛缩		
			N18.1～N18.3	慢性肾脏疾病,1～3期		
			N18.9	未特指的慢性肾病(除外慢性尿毒症NOS)		
			N18.4～N18.5	慢性肾脏疾病,4～5期	I12.0	高血压肾脏病伴有肾衰竭
			N18.9	未特指的慢性肾病(仅限慢性尿毒症NOS)		
			N19	未特指的肾衰竭		
I11.0	高血压心脏病伴有(充血性)心力衰竭	同时伴有	I12.9	高血压肾脏病不伴有肾衰竭	I13.0	高血压心脏病和肾脏病伴有(充血性)心力衰竭
			I12.0	高血压肾脏病伴有肾衰竭	I13.2	高血压心脏病和肾脏病同时伴有(充血性)心力衰竭和肾衰竭
I11.9	高血压心脏病不伴有(充血性)心力衰竭	同时伴有	I12.0	高血压肾脏病伴有肾衰竭	I13.1	高血压心脏病和肾脏病伴有肾衰竭
			I12.9	高血压肾脏病不伴有肾衰竭	I13.9	未特指的高血压心脏病和肾脏病

第四条 心绞痛(I20)临床应区分不稳定型心绞痛(静息型、增强型、劳力再次型、劳力恶化型)编码于I20.0;稳定劳力型心绞痛、劳力型心绞痛、冠状动脉慢流综合征编码于I20.8。未特指的心绞痛(I20.9)一般情况下不作为填报诊断。

第五条 冠状动脉粥样硬化性心脏病一般不作为主要诊断;作为其他疾病的病因时,

应在其他诊断中填报。

第六条　急性冠脉综合征包括急性心肌梗死和不稳定型心绞痛。一般情况下，急性冠脉综合征（I24.9）不作为填报诊断，当临床无法确定急性心肌梗死（I21）或不稳定型心绞痛（I20.0）时，才允许填报。

第七条　急性非 ST 段抬高型心肌梗死和未特指的非透壁性心肌梗死编码于 I21.4（急性心内膜下心肌梗死），透壁性心肌梗死按部位编码于 I21.0～I21.3。

对可疑心肌梗死进行医疗观察、评价和排除时，如已排除心肌梗死，应填报可疑心肌梗死的观察（Z03.4）作为主要诊断。

第八条　冠状动脉血栓形成引起心肌梗死，分类于 I21（急性心肌梗死）；未引起心肌梗死，分类于 I24（其他急性缺血性心脏病）。临床明确心脏和血管假体装置植入物和移植物引起的血栓形成（如冠状动脉支架内血栓形成），编码于 T82.8（心脏和血管假体装置、植入物和移植物的并发症）。

第九条　心律失常根据具体疾病进行分类。当已填报具体的心律失常（I44～I49.8）时，不允许再同时编码 I49.9（未特指的心律失常）及 R00（心脏搏动异常，如未特指的心动过速及心动过缓、心悸等）。

第十条　心力衰竭（I50）按解剖部位和临床表现分类。左心衰竭伴有急性肺水肿，编码于 I50.1（左心室衰竭），不允许同时编码 J81（肺水肿）。入院时心力衰竭已经存在，才有可能作为主要诊断填报，参见主要诊断选择原则。当心力衰竭是患者的终末期状态时，不可作为主要诊断。

心功能 NYHA 分级（I50.9、I51.9）和急性心肌梗死的 Killip 分级（I50.9、I51.9），只能作为心力衰竭及急性心肌梗死的附加编码，不允许作为主要诊断填报。

第十一条　缺血性脑血管病主要包括：短暂性脑缺血发作和脑动脉盗血症综合征（G45）；未造成脑梗死的脑动脉狭窄（闭塞）、血栓形成、栓塞（I65～I66）；急性脑梗死（I63）。

脑梗死（I63）是指临床诊断明确的急性新发脑梗死，填报时根据责任血管和病因分类。只有临床无法明确责任血管或病因时，才可编码于 I63.9（未特指的脑梗死）。具体见表 4-5。

表 4-5　脑梗死不同病因和责任血管及其编码

临床诊断	临床表现	责任血管	编码	编码名称
脑梗死	动脉血栓形成	入脑前动脉	I63.0	入脑前动脉血栓形成引起的脑梗死
		大脑动脉	I63.3	大脑动脉血栓形成引起的脑梗死
	静脉血栓形成	大脑静脉	I63.6	大脑静脉血栓形成引起的脑梗死，非化脓性
	动脉栓塞	入脑前动脉	I63.1	入脑前动脉栓塞引起的脑梗死
		大脑动脉	I63.4	大脑动脉栓塞引起的脑梗死

续表

临床诊断	临床表现	责任血管	编码	编码名称
脑梗死	动脉未特指的闭塞或狭窄	入脑前动脉	I63.2	入脑前动脉未特指的闭塞或狭窄引起的脑梗死
		大脑动脉	I63.5	大脑动脉未特指的闭塞或狭窄引起的脑梗死
			I63.8	其他脑梗死
			I63.9	未特指的脑梗死

思考题

1.试分析“高血压性肾脏病”和“肾性高血压”的编码区别。

2.描述“脑梗死”的编码分类轴心。

十、呼吸系统疾病(J00～J99)

第一条 呼吸系统疾病(J00～J99)是一般组合分类章,包括急慢性呼吸道感染(如气管炎、支气管炎)、哮喘、慢性阻塞性肺疾病和胸膜的其他疾病等;不包括某些传染病和寄生虫病(A00～B99)、肿瘤(C00～D48)、损伤中毒和外因的某些其他后果(S00～T98)等。

第二条 编码规则如下:

(一)呼吸系统疾病发生于一个以上部位且无相应分类时,按较低的解剖部位分类。例如,气管支气管炎,按支气管炎分类于J40。

(二)年龄小于15岁的支气管炎患者,临床未明确急慢性时,假定分类为急性支气管炎(J20.-)。

(三)由传染性病原体引起的呼吸系统感染性疾病,可附加编码(B95～B97)标明病原体。

举例:腺病毒感染导致的急性咽炎。

主要编码:病毒性急性咽炎(J02.8)。

其他编码:腺病毒作为疾病分类其他章的原因(B97.0)。

第三条 呼吸系统常见合并编码,临床满足合并条件时,方可合并编码。具体见表4-6。

表4-6 呼吸系统常见合并编码

编码	编码名称	合并编码	合并编码名称
J04.0	急性喉炎	J06.0	急性咽喉炎
J02	急性咽炎		
J35.1	扁桃体肥大	J35.3	扁桃体肥大伴有腺样体肥大
J35.2	腺样体肥大		

续表

编码	编码名称	合并编码	合并编码名称
J44.8～J44.9	其他特指的慢性阻塞性肺病	J44.0	慢性阻塞性肺疾病伴有急性下呼吸道感染
J12～J18	肺炎		
J20～J22	其他急性下呼吸道感染		
J30.1～J30.4	变应性鼻炎	J45.0	主要为变应性哮喘
J45.9	未特指的哮喘		
J85.2	肺脓肿	J85.1	肺脓肿伴肺炎
J18.-	肺炎		

第四条 扁桃体炎临床诊断应区分急性扁桃体炎(J03)、慢性扁桃体炎(J35.0)和扁桃体周围脓肿(J36)。

由链球菌引起的急性扁桃体炎编码于J03.0,其他特指病原体(不包括疱疹病毒)引起的急性扁桃体炎编码于J03.8,未明确感染性病原体的急性扁桃体炎编码于J03.9。

急性扁桃体炎和扁桃体周围脓肿同时存在,分类于J36(扁桃体周围脓肿),不允许再填报J03.-(急性扁桃体炎)。

第五条 流行性感冒分类于J09～J11。临床已知流感病毒引起的流行性感冒分类于J09或J10。人畜共患或大流行流感病毒只有明确时方可分类于J09。未知病毒引起的流行性感冒分类于J11。

第六条 肺炎临床诊断应区分具体病因,肺炎明确感染性病原体(腺病毒、链球菌、支原体等)时分类于J12～J17;肺炎未明确感染性病原体时可按临床表现(大叶性肺炎、坠积性肺炎、阻塞性肺炎等)分类于J18;其他外部物质(吸入性、化学性、放射性等)引起的肺炎分类于J60～J70(外部物质引起的肺部疾病)。肺炎病原体明确时,不允许填报J18(肺炎,病原体未特指)。

第七条 喘息性支气管炎与哮喘。

(一)喘息性支气管炎(哮喘性支气管炎)区分,急性喘息性支气管炎(毛细支气管炎)编码于J21.-,慢性喘息性支气管炎编码于J44.8,两者填报时应与哮喘(J45)区分。

(二)哮喘(J45.9)伴有变应性鼻炎(J30.1～J30.4),合并编码于J45.0(主要为变应性哮喘)。

(三)哮喘持续状态分类于J46,不允许再同时编码J45(哮喘)。

第八条 胸膜炎临床诊断应明确疾病性质,化脓性胸膜炎编码于J86.9,结核性胸膜炎编码于A15.6/A16.5,创伤性胸膜炎编码于S27.6,未特指性质的胸膜炎编码于R09.1。

第九条 呼吸衰竭是各种原因引起的肺通气和/或换气功能严重障碍,导致低氧血症伴(或不伴)高碳酸血症等,分为急性呼吸衰竭(J96.0)和慢性呼吸衰竭(J96.1)。

入院时呼吸衰竭已经存在,才有可能作为主要诊断填报,参见主要诊断选择原则。当呼吸衰竭是患者的终末期状态时,不可将其作为主要诊断。

思考题

1.描述“肺炎”的编码规则。

2.试分析“呼吸衰竭”何时可以做主要诊断。

十一、消化系统疾病(K00～K93)

第一条 消化系统疾病(K00～K93)是一般组合分类章,包括口腔、涎腺和颌疾病,食管、胃和十二指肠疾病,大(小)肠、阑尾、腹膜、肝、胆囊、胆道和胰腺疾病等,痔疮与肛周静脉血栓形成(K64)也分类于此章;不包括肿瘤(C00～D48),症状、体征和临床与实验室异常所见(R00～R99)等。

第二条 编码规则如下:

(一)悬雍垂肥大、后天性小口畸形以及腭黏膜炎症等口腔黏膜疾病均编码于 K13.7(口腔黏膜其他和未特指的损害)。

(二)贲门肿瘤,分类于胃的肿瘤;贲门其他疾病,均分类于食管。

(三)血管的疾病主要分类于循环系统,但肠血管缺血(坏死)导致的肠疾病分类于消化系统的 K55(肠血管疾患)。

(四)消化道出血临床应明确具体病因及出血部位,只有未指明时,才允许编码于 K92.2(未特指的胃肠道出血)。

(五)巨结肠临床未明确为先天性或后天性时,假定分类于后天性巨结肠(K59.3)(巨结肠,不可归类在他处者)。

第三条 消化性溃疡按急、慢性和并发症(穿孔、出血)进行分类。具体见表 4-7。

表 4-7 消化性溃疡不同并发症及其编码

<table>
<tr><th>编码</th><th>编码名称</th><th>不包括</th><th>共用亚目(临床表现)</th></tr>
<tr><td>K25</td><td>胃溃疡</td><td>急性出血性糜烂性胃炎(K29.0);
消化性溃疡(NOS K27)</td><td rowspan="4">急性
.0 急性,伴有出血
.1 急性,伴有穿孔
.2 急性,伴有出血和穿孔
.3 急性,不伴有出血或穿孔慢性
.4 慢性或未特指的,伴有出血
.5 慢性或未特指的,伴有穿孔
.6 慢性或未特指的,伴有出血和穿孔
.7 慢性,不伴有出血或穿孔
.9 未特指为急性或慢性,不伴有出血或穿孔</td></tr>
<tr><td>K26</td><td>十二指肠溃疡</td><td>消化性溃疡(NOS K27)</td></tr>
<tr><td>K27</td><td>部位未特指的消化性溃疡</td><td>新生儿消化性溃疡(P78.8)</td></tr>
<tr><td>K28</td><td>胃肠溃疡</td><td>小肠原发性溃疡(K63.3)</td></tr>
</table>

第四条 临床上放射性食管炎、化学性食管炎、手术后食管炎、食管脓肿、贲门炎等食管炎症性疾病分类于 K20(食管炎);结核性食管炎编码于 A18.8†K23.0*;真菌性食管炎

分类于 B49,不包括食管糜烂(K22.1)和反流性食管炎(K21.0)。胃-食管反流性疾病伴有食管炎编码于 K21.0,不伴有食管炎编码于 K21.9。

第五条 阑尾炎临床应明确急慢性及并发症(弥漫或局限性腹膜炎、穿孔、脓肿)。单纯急性阑尾炎编码于 K35.8;急性阑尾炎伴弥漫性腹膜炎(包括破裂、穿孔)编码于 K35.2;急性阑尾炎伴局限性腹膜炎(包括腹膜脓肿,伴或不伴穿孔)编码于 K35.3,不允许再编码腹膜炎。慢性阑尾炎急性发作分类于 K35(急性阑尾炎)。

第六条 疝(K40～K46)包括先天、后天及复发性疝,不包括先天性膈疝(Q79.0)和先天性食管裂孔疝(Q40.1)。

腹股沟疝及股疝临床应明确单、双侧,一侧同时存在直疝和斜疝时,按照单侧腹股沟疝编码。疝同时伴有梗阻和坏疽时,应按伴有坏疽编码,不允许再编码伴有梗阻。

第七条 腹膜炎临床应明确急慢性,男性盆腔腹膜炎编码于 K65.-,女性盆腔腹膜炎编码于 N73.3～N73.5。新生儿腹膜炎编码于 P78.0～P78.1;产褥期腹膜炎分类于 O85;阑尾炎伴有腹膜炎分类于 K35;肠憩室病伴有腹膜炎分类于 K57。如分类中已表达腹膜炎,不允许再填报 K65(腹膜炎)。

第八条 胆石症(K80)临床应明确具体部位(胆囊、胆管)及是否伴有急性或慢性的胆囊(胆管)炎。例如,胆囊结石不伴胆囊炎编码于 K80.2,胆囊结石伴急性胆囊炎编码于 K80.0,胆管结石伴胆管炎分类于 K80.3,胆管结石伴有胆囊炎分类于 K80.4,胆管的闭塞或狭窄伴有胆石症分类于 K80.-(胆石症),胆管的闭塞或狭窄不伴有胆石症编码于 K83.1(胆管梗阻)。

思考题

1.“贲门”疾病应如何分类?
2.简单说明“疝”编码的注意事项。

十二、皮肤和皮下组织疾病(L00～L99)

第一条 皮肤和皮下组织疾病(L00～L99)包括皮肤和皮下组织的感染,皮肤和皮下组织及皮肤附件的疾患,与辐射有关的皮肤和皮下组织疾患等;不包括内分泌、营养和代谢疾病(E00～E90),脂肪黑变性网状细胞增多症(I89.8),肿瘤(C00～D48),系统性结缔组织疾患(M30～M36)等。

第二条 编码规则如下:

(一)附加编码:皮肤、皮下组织的感染(L00～L08),使用附加编码(B95～B97)标明传染性病原体;因药物或药物诱发的皮肤和皮下组织疾病,附加外因编码(第二十章)标明药物。

(二)部分皮肤和皮下组织疾病的编码按部位分类,原则上不允许填报分类于未特指部位(常为.9)的编码。例如,背部蜂窝织炎(L03.3),不允许填报未特指的蜂窝织炎(L03.9)。

第三条 皮炎临床诊断应明确病因，接触性皮炎应区分变应性接触性皮炎（L23）和刺激性接触性皮炎（L24），两者同时存在应分别编码。

药物性皮炎临床应明确接触性药物性皮炎（L23.3、L24.4）和内服性药物性皮炎（L27.-），未明确时，假定分类于内服性药物性皮炎。

第四条 压疮（L89）临床应明确受压区分期。

（一）多处压疮采用多个编码，以最高分期作为主要编码，但是不要重复相同部位和分期的编码。

（二）住院期间，压疮可能会改善或恶化。如果记录了同一部位压疮的不同分期，则指定一个反映该部位最高分期的代码。

思考题

1.说明“皮炎”的分类。

2.描述“压疮”的编码规则。

十三、肌肉骨骼系统和结缔组织疾病（M00～M99）

第一条 肌肉骨骼系统和结缔组织疾病（M00～M99）包括关节、肌肉、骨骼系统疾病和系统性结缔组织疾病，分类于他处的由特定感染、其他疾病导致的肌肉骨骼系统疾病，陈旧疾病、紊乱和创伤所致的肌肉、骨骼系统疾病等；不包括部分下颌关节的疾病（K07.6），先天性畸形、变形和染色体异常（Q00～Q99），腔隙综合征（T79.6），肿瘤（C00～D48），损伤、中毒和外因的某些其他后果（S00～T98），症状、体征和临床与实验室异常所见（R00～R99）等。

第二条 M15～M19 还区分了疾病的部位、类型（原发和继发）、单侧和双侧。如果未指出骨关节炎的类型，则按照“原发性”处理。

第三条 系统性结缔组织疾病（M30～M36）。系统性结缔组织疾病包括系统性红斑狼疮、全身性硬皮病、皮肌炎、结节性多动脉炎、韦格纳肉芽肿、巨细胞动脉炎及干燥综合征等，可以多系统受累（皮肤、关节、肌肉、心、肾、造血系统、中枢神经等同时受累）。

系统性结缔组织疾病累及不同器官时，采用双重分类，不允许分别编码。由药物诱发的某些系统性结缔组织疾病（如药物性系统性红斑狼疮、药物诱发的全身性硬皮病等），可附加第二十章编码标明药物。

重叠综合征即重叠性结缔组织疾病，指同时患有两种或两种以上结缔组织疾病。分类时应以重叠综合征作为主要编码（M35.1），具体的结缔组织疾病作为其他诊断分别填报。

第四条 颈痛及颈椎病。

颈痛临床应明确病因（如创伤、关节炎、颈部肌肉紧张或颈椎间盘疾病等），只有除外相关的鉴别诊断，无法确定病因时，颈痛（M54.2）才可作为编码填报。

颈痛的病因是颈椎病时，临床应进一步明确具体疾病（关节强硬、椎间盘脱出等），并根据实际治疗及诊断选择原则进行编码填报。如果颈椎病无具体的描述，则假定为不伴有脊髓病或神经根病，编码于 M47.8(其他脊椎关节强硬)。如果入院目的是对症止痛治疗，则将疼痛的具体病因作为主要编码，并根据治疗方式填报手术及操作编码。背痛(M54)的填报原则参照此标准。颈椎病不同疾病类型及编码见表 4-8。

表 4-8 颈椎病不同疾病类型及其编码

疾病	疾病类型		编码	编码名称
颈椎病	脊柱变形	后凸	M40.2	颈椎后凸
		骨滑脱	M43.0	颈椎滑脱
		前移	M43.1	颈椎前移
	关节强硬	椎动脉型	M47.0†G99.2*	椎动脉型颈椎病
		脊髓型	M47.1†G99.2*	脊髓型颈椎病
		神经根型	M47.2	神经根型颈椎病
		不伴有脊髓病和神经根病	M47.8	颈椎关节强硬
	颈椎间盘疾患	伴有脊髓病	M50.0†G99.2*	颈椎间盘疾患伴有脊髓病
		伴有神经根病	M50.1	颈椎间盘疾患伴有神经根病
		椎间盘移位	M50.2	颈椎间盘突出
		椎间盘变性	M50.3	颈椎间盘变性，其他的

第五条 骨质疏松伴有病理性骨折(M80)临床应明确具体病因，病理性骨折相关分类见表 4-9。

表 4-9 病理性骨折相关分类

骨折分类	病因	编码/名称
病理性骨折	骨质疏松	M80.0 绝经后骨质疏松伴有病理性骨折
		M80.1 卵巢切除术后骨质疏松伴有病理性骨折
		M80.2 失用性骨质疏松伴有病理性骨折
		M80.3 手术后吸收不良性骨质疏松伴有病理性骨折
		M80.4 药物性骨质疏松伴有病理性骨折
		M80.5 特发性骨质疏松伴有病理性骨折
病理性骨折	骨质疏松	M80.8 其他的骨质疏松伴有病理性骨折
		M80.9 未特指的骨质疏松伴有病理性骨折
	病理性骨折原因不明	M84.4 病理性骨折，不可归类在他处者

续表

骨折分类	病因	编码/名称
病理性骨折	肿瘤病引起的骨折	D48.9†M90.7* 肿瘤病引起的骨折
		C79.5†M49.5* 脊椎转移性肿瘤骨折
创伤性骨折	近期的	按身体部位的骨折，如 S32.0 腰椎压缩性骨折
	后遗症	按身体部位的骨折后遗症，如 T91.1 脊柱骨折后遗症
应力性骨折	长期、反复、轻微的直接或间接损伤	M48.4 脊椎应力骨折
		M84.3 应力骨折 NOS

第六条　骨连续性疾病(M84)包括骨折后骨折连接不正、不连接(假关节)、延迟愈合及不可归类在他处的病理性骨折等其他的骨连续性疾病。

临床诊断陈旧性骨折应明确入院治疗目的、骨折发生的时间及骨折愈合情况。骨折连接不正编码于 M84.0，骨折不连接(假关节)编码于 M84.1，骨折延迟愈合编码于 M84.2，不允许再同时编码 T90～T94 中的陈旧性骨折。

第七条　股骨头坏死分类于 M87(骨坏死)，临床应明确股骨头坏死的病因。具体见表 4-10。

表 4-10　不同病因股骨头坏死及其编码

临床诊断	病因	编码	编码名称
股骨头坏死	无菌性	M87.0	特发性无菌性骨坏死
	药物性	M87.1	药物性骨坏死
	创伤后	M87.2	以前创伤引起的骨坏死
	其他继发性	M87.3	其他继发性骨坏死
	其他缺血性	M87.8	其他骨坏死
	未特指	M87.9	未特指的骨坏死

思考题

1.描述“骨关节炎”的编码注意事项。

2.举例说明“骨质疏松伴有病理性骨折”编码分类轴心。

十四、泌尿生殖系统疾病(N00～N99)

第一条　泌尿生殖系统疾病(N00～N99)包括肾脏、输尿管、膀胱、尿道疾病，男性、女性生殖系统疾病，以及乳房疾病等；不包括高血压性肾病(I12.-)、肾动脉疾病(I70～I77)、肾代谢性疾病(E70～E90)、泌尿生殖系统先天性疾病(Q00～Q99)等。

第二条　编码规则如下：

(一)肾、输尿管结石伴有同侧肾积水时，使用合并编码；肾、输尿管结石伴有非同侧肾积水时，分别编码。

（二）明确病因的血尿（蛋白尿）一般情况下不再填报。

（三）宫颈、阴道、外阴的上皮内肿瘤Ⅲ级按原位癌分类，发育不良Ⅰ级和Ⅱ级分类于N80～N98（女性生殖道非炎症疾患）。具体见表4-11。

表4-11　上皮内肿瘤不同部位不同发育级别及其编码

病理名称	Ⅰ级		Ⅱ级		Ⅲ级	
	编码	编码名称	编码	编码名称	编码	编码名称
宫颈上皮内肿瘤	N87.0	轻度宫颈发育不良	N87.1	中度宫颈发育不良	D06.-	宫颈原位癌
阴道上皮内肿瘤	N89.0	轻度阴道发育不良	N89.1	中度阴道发育不良	D07.2	阴道原位癌
外阴上皮内肿瘤	N90.0	轻度外阴发育不良	N90.1	中度外阴发育不良	D07.1	外阴原位癌

第三条　泌尿生殖系统常见合并编码。当临床满足条件时使用合并编码，不再分别编码。具体见表4-12。

表4-12　泌尿系统常见合并编码情况

<table>
<tr><th>编码</th><th>编码名称</th><th>编码</th><th>编码名称</th><th>合并编码</th><th>合并编码名称</th></tr>
<tr><td rowspan="5">N13.3</td><td rowspan="5">其他和未特指的肾盂积水</td><td>N20.0</td><td>肾结石</td><td rowspan="3">N13.2</td><td rowspan="3">肾盂积水伴有肾和输尿管结石梗阻</td></tr>
<tr><td>N20.1</td><td>输尿管结石</td></tr>
<tr><td>N20.2</td><td>肾结石伴有输尿管结石</td></tr>
<tr><td>N13.5</td><td>输尿管狭窄</td><td>N13.1</td><td>肾盂积水伴有输尿管狭窄</td></tr>
<tr><td>N13.5</td><td>肾盂输尿管连接处梗阻</td><td>N13.0</td><td>肾盂积水伴有输尿管肾盂连接处梗阻</td></tr>
<tr><td>N13.0</td><td>肾盂积水伴有输尿管与肾盂连接处梗阻</td><td rowspan="6">N39.0</td><td rowspan="6">泌尿系感染</td><td rowspan="6">N13.6</td><td rowspan="6">肾积脓</td></tr>
<tr><td>N13.1</td><td>肾盂积水伴有输尿管狭窄</td></tr>
<tr><td>N13.2</td><td>肾盂积水伴肾和输尿管结石梗阻</td></tr>
<tr><td>N13.3</td><td>其他未特指的肾盂积水</td></tr>
<tr><td>N13.4</td><td>输尿管积水</td></tr>
<tr><td>N13.5</td><td>输尿管扭结和狭窄不伴有肾盂积水</td></tr>
</table>

续表

编码	编码名称	编码	编码名称	合并编码	合并编码名称
N11.1	慢性肾盂肾炎	N20.0	肾结石	N20.9	结石性肾盂肾炎
		N20.1	输尿管结石		
		N20.2	肾结石伴有输尿管结石		
N20.0	肾结石	N20.1	输尿管结石	N20.2	肾结石伴有输尿管结石
N21.0	膀胱结石	N30	膀胱炎	N21.0	膀胱结石
N21.1	尿道结石	N34	尿道炎	N21.1	尿道结石
N72	宫颈炎性疾病	N86	宫颈糜烂和外翻	N72	宫颈炎性疾病
N83.6	输卵管血肿	N89.7	阴道积血或子宫阴道积血	N89.7	阴道积血
		N85.7	子宫积血	N85.7	子宫积血

第四条 肾小球疾病分为原发性肾小球疾病(N00～N07)和继发性肾小球疾病(N08*),可附加编码肾脏疾病情况(N17～N19)。

临床有明确肾脏活检病理结果,才允许分类于N00～N07中的相应亚目(.0-.8),填报依据在病案中可追溯;无病理时分类于N00～N07中未特指的亚目(.9)。

第五条 慢性肾病(N18)。临床根据肾小球滤过率将慢性肾脏病分为5期,编码于N18.1～N18.5;慢性肾衰竭是肾小球滤过率逐渐下降至失代偿期的慢性肾脏病4～5期(N18.4、N18.5)。一般情况下,不允许填报未特指分期的慢性肾病(N18.9)。

未特指的肾功能不全分类于N19(未特指的肾衰竭),当明确急性肾衰竭(N17)或慢性肾衰竭(N18.4、N18.5)诊断时,不允许填报N19。

临床上糖尿病所致肾损害编码于E10～E14†N08.3*,当与N18(慢性肾病)同时诊断时,可分别编码。

第六条 乳房疾患(N60～N64)包括男性乳房疾患,不包括与分娩有关的乳房疾患(O91～O92)、乳房先天性畸形(Q83)、乳房肿瘤(C00～D48)等。乳房疾患根据临床表现分类,填报时不区分单双侧。具体见表4-13。

表4-13 乳房疾患相关编码

编码	编码名称		说明
N60.0	良性乳腺发育不良	乳房孤立囊肿	
N60.1		弥漫性囊性乳腺病	囊性乳腺病不伴有上皮化生
N60.2		乳房纤维囊性乳腺病	临床常诊断为乳腺增生,不包括乳房纤维腺瘤(D24)
N60.3		乳房纤维硬化	囊性乳腺病伴有上皮化生

续表

编码	编码名称	说明
N61	乳房炎性疾患	不包括新生儿感染性乳腺炎(P39.0)、产科(O91)
N62	乳房肥大	包括男性乳房发育,青春期、老年期乳腺肥大
N63	未特指的乳房肿块	

第七条 盆腔炎填报时应区分女性盆腔腹膜炎(N73.3～N73.5)和男性盆腔腹膜炎(K65.0)。分类于他处疾病引起的女性盆腔炎采用双重分类,如女性淋球菌性盆腔炎性疾病(A54.2†N74.3*)、女性衣原体性盆腔炎性疾病(A56.1†N74.4*)等。产褥期盆腔炎分类于O85(其他特指的产褥感染),流产后即时的盆腔炎编码于O03～O07的.0亚目,流产后延迟的盆腔炎编码于O08.0(流产、异位妊娠和葡萄胎妊娠后生殖道和盆腔感染)。

第八条 女性生殖器脱垂(N81)不包括妊娠、临产或分娩期的生殖器脱垂(O34.5),卵巢和输卵管脱垂和疝(N83.4),子宫切除术后阴道穹隆脱垂(N99.3)。子宫脱垂伴有邻近组织脱垂时,应合并编码,不允许再分别编码。具体见表4-14。

表4-14 女性生殖器脱垂合并编码相关情况

编码	编码名称	编码	编码名称	合并编码	合并编码名称
N81.0	女性尿道膨出	N81.1	膀胱膨出	N81.1	膀胱膨出伴尿道膨出
N81.0	女性尿道膨出	N81.2	子宫阴道不完全性脱垂(Ⅰ、Ⅱ度)	N81.2	子宫阴道不完全性脱垂
N81.1	膀胱膨出(阴道前壁脱垂)				
N81.6	直肠膨出(阴道后壁脱垂)				
N81.5	阴道小肠膨出				
N81.0	女性尿道膨出	N81.3	完全性子宫阴道脱垂(Ⅲ度)	N81.3	完全性子宫阴道脱垂
N81.1	膀胱膨出(阴道前壁脱垂)				
N81.6	直肠膨出(阴道后壁脱垂)				
N81.5	阴道小肠膨出				

思考题

1.举例说明"泌尿生殖系统"的常见合并编码。

2.找出临床上常见诊断"乳腺增生"的实际编码。

十五、妊娠、分娩和产褥期(O00～O99)

第一条 妊娠、分娩和产褥期(O00～O99)是强烈优先分类章。妊娠、分娩和产褥期发生的疾病或并发症的分类，适用于与妊娠、分娩和产褥期有关或因其加重的疾病（产妇原因或产科原因），不能用于新生儿，包括流产结局的妊娠，妊娠、分娩和产褥期的水肿、蛋白尿和高血压疾病，主要与妊娠有关的其他孕产妇疾病，与胎儿和羊膜腔及可能的分娩问题有关的孕产妇医疗，产程和分娩的并发症，分娩，主要与产褥期有关的并发症，其他产科情况，不可归类在他处者；不包括损伤、中毒和外因的某些其他后果（S00～T88.1，T88.6～T98），与产褥期有关的精神和行为障碍（F53.-），正常妊娠监督（Z34.-）和高危妊娠监督（Z35.-）等。

第二条 编码规则如下：

（一）产科应选择对产妇或胎儿危害最大的原因作为主要诊断，特别是导致剖宫产、吸引分娩的主要并发症或合并症，分娩方式（O80～O84）可作为其他诊断填报；不伴有合并症或并发症时，分娩方式才有可能作为主要编码。

举例：孕1产1妊娠40周，枕左前位，剖宫产一男活婴，前置胎盘。

主要编码：前置胎盘（O44.0）。

其他编码：经选择性剖宫产术的分娩（O82.0），单一活产（Z37.0），孕40周（O26.9）。

（二）人工流产、自然流产伴有绝育者，选择人工流产、自然流产作为主要诊断。分娩伴有绝育者，根据分娩的并发症等情况选择主要诊断。

（三）以分娩为目的的产科住院，应同时编码分娩的结局（Z37）。

第三条 异位妊娠临床应明确发生的具体部位（腹腔、输卵管、卵巢、其他部位），一般情况下未特指的异位妊娠（O00.9）不作为填报诊断。

第四条 未特指的流产（O06）不允许填报，其他流产（O05）一般情况下不允许使用。

第五条 流产后并发症应区分即时并发症和延时并发症。O00～O02的即时和延时并发症，均分类于O08（流产、异位妊娠和葡萄胎妊娠后的并发症）；O03～O06的即时并发症已包含于其亚目分类中，延时并发症分类于O08。具体见表4-15。

表4-15 流产后并发症不同分类及其编码

并发症	入院情况	主要编码	其他编码
即时并发症	因分类于O00～O02的疾病入院，住院时伴有并发症并进行治疗时	O00～O02	O08.-
	因分类于O03～O06的疾病入院，住院时伴有并发症并进行治疗时	O03～O06 共用亚目	
延时并发症	因分类于O00～O02的疾病入院，经过治疗出院后出现并发症再次入院治疗时	O08.-	
	因分类于O03～O04的疾病入院，经过治疗出院后出现并发症再次入院治疗时	O08.-	

第六条　妊娠高血压(O10～O16)临床应明确高血压发生时间及并发症。未特指的先兆子痫(O14.9)和未特指发生时间的子痫(O15.9)一般情况下不作为填报诊断。具体见表4-16。

表4-16　妊娠高血压不同发生时间和并发症及其编码

发病时间	编码	编码名称	包括	不包括
原有高血压	O10	原有的高血压并发于妊娠、分娩和产褥期	高血压伴有原有蛋白尿	伴有先兆子痫
	O11	慢性高血压，并发子痫前期	先兆子痫伴有高血压、原有高血压	
妊娠引起的高血压疾患	O12	妊娠[妊娠引起的]水肿和蛋白尿不伴有高血压		
	O13	妊娠[妊娠引起的]高血压	妊娠期短暂性高血压和轻度至中度先兆子痫	
	O14	先兆子痫	.0 中度先兆子痫 .1 重度先兆子痫 .9 未特指的先兆子痫	并发先兆子痫(O11)
	O15	子痫	伴随O10～O14和O16情况后发生的惊厥/子痫伴有妊娠引起或原有的高血压 .0 妊娠期子痫 .1 分娩期子痫 .2 产褥期子痫 .9 时间阶段未特指的子痫	

第七条　产科出血临床应明确出血原因(胎盘早期剥离、胎盘粘连等)、程度(有无凝血缺陷)和出血时间(产前、产时、产后)。子宫胎盘卒中是重型胎盘早期剥离，当有子宫胎盘卒中诊断时，应编码于O45.8(其他的胎盘早期剥离)，原则上不允许编码O45.9(未特指的胎盘早期剥离)。

第八条　与分娩有关的乳房感染(O91)包括妊娠、产褥期或哺乳时所发生的情况。分娩后12个月(包括产褥期6周)母亲仍哺乳，分类于O91(与分娩有关的乳房感染)；哺乳时间超过12个月，分类于N61(乳房炎性疾患)。

第九条　妊娠合并精神障碍编码于O99.3(精神障碍和神经系统疾病并发于妊娠、分娩和产褥期)，应用于孕前明确诊断为精神障碍疾病的患者。

产褥期(分娩后42天)内发生精神障碍，且没有充分依据说明精神障碍可归类于其他精神障碍疾病时，分类于F53(与产褥期有关的精神和行为障碍，不可归类在他处者)。

思考题

1.描述产科的主要诊断选择原则。

2.叙述即时并发症和延时并发症的定义。

十六、起源于围生期的某些情况(P00～P96)

第一条 起源于围生期的某些情况(P00～P96)是强烈优先分类章，包括起源于围生期的情况，但在以后发病或死亡；不包括先天性畸形、变形和染色体异常(Q00～Q99)，内分泌、营养和代谢疾病(E00～E90)，损伤、中毒和外因的某些其他后果(S00～T98)，肿瘤(C00～D48)，新生儿破伤风(A33)。

第二条 编码规则如下：

(一)与此章内容相关的编码分类时间规定围生期自妊娠的第22整周(154天)开始，至出生后的7整天结束；新生儿期自出生时开始，至出生后第28整天结束。

(二)起源于围生期的疾病编码分类适用于任何年龄的患者，包括在以后(任何时间)发生的诊断、治疗的情况。

举例：15岁患者，因产钳分娩导致的智力低下入院。

主要编码：轻度精神发育迟缓(F70.0)。

其他编码：胎儿和新生儿受产钳术的影响(P03.2)。

(三)新生儿作为主体就医时，填报“P”编码；当胎儿所致问题是母体就医原因时，填报“O”编码。举例见表4-17。

表4-17　新生儿不同疾病病因及其编码

临床诊断	新生儿住院		孕产妇住院		说明
胎儿生长迟缓	P05.9	未特指的胎儿生长缓慢	O36.5	为胎儿生长不良给予的孕产妇医疗	胎儿生长缓慢，营养不良
低氧血症	P20.9	未特指的子宫内低氧症	O36.3	为胎儿缺氧体征给予的孕产妇医疗	胎儿缺氧
早产	P07.3	其他早产婴儿	O60.1	提前自然分娩伴有早产	孕期短

第三条 与孕期短和低出生体重有关的新生儿疾患(P07)，临床同时诊断低体重与孕期短时，主要编码于P07.0～P07.1；一般情况下P07.2～P07.3不作为主要编码填报。

举例：孕28周，早产，新生儿出生体重900 g。

主要编码：极低出生体重(P07.0)(出生体重999 g及以下)。

其他编码：其他早产婴儿(P07.3)。

第四条 分娩过程对胎儿造成的产伤分类于P10～P15(产伤)。临床应明确产伤的部位和临床表现，发生多处产伤应分别填报。例如，臀位牵引所致的锁骨骨折编码于

P13.4(产伤引起的锁骨骨折),不应编码于 S42.0(锁骨骨折)。产伤引起的颅内撕裂和出血(P10)应与胎儿和新生儿颅内非创伤性出血(P52)相区分。

第五条 出生窒息(P21)指出生后即发生的窒息,临床应明确窒息严重程度。具体见表 4-18。

表 4-18 出生窒息不同严重程度及其编码

编码名称	编码	说明
严重的出生窒息	P21.0	出生后即窒息,伴有一分钟阿普加评分 0～3 分
轻度和中度出生窒息	P21.1	出生后即窒息,伴有一分钟阿普加评分 4～7 分
未特指的出生窒息	P21.9	未特指
子宫内低氧血症	P20	产程开始前及分娩中发生的低氧症或新生儿酸中毒
新生儿晚期代谢性酸中毒	P74.0	晚期(常见为 2 周左右)发生的新生儿呼吸性(代谢性)酸中毒

第六条 新生儿呼吸窘迫(P22)临床应明确分型。新生儿肺透明膜病(呼吸窘迫综合征Ⅰ型)编码于 P22.0(新生儿呼吸窘迫综合征),新生儿湿肺、新生儿肺水肿(呼吸窘迫综合征Ⅱ型)编码于 P22.1(新生儿短暂性呼吸急促)。

第七条 感染性病因分类至 P23 或 J12～J18,若为宫内或出生时的感染,则分类至 P23;若为出生后的感染,则分类至 J12～J18;非感染性病因,如新生儿吸入性肺炎,分类至 P24。

思考题

1.描述"围生期"的定义。

2.说明"围生期感染"的编码规则。

十七、先天性畸形、变形和染色体异常(Q00～Q99)

第一条 先天性畸形、变形和染色体异常(Q00～Q99)是一般优先分类章,包括全身各系统的先天性畸形、变形和染色体异常,不包括先天性代谢障碍(E70～E90)。

第二条 编码规则如下:

(一)此章应与后天性疾患和损伤相区分,如先天性膝关节脱位编码于 Q68.2(膝先天性变形),近期损伤造成的膝关节脱位编码于 S83.1(膝关节脱位)。

(二)此章某些不同分类包括同一疾患,如果复合畸形包含了单一畸形,则分类于复合畸形。例如,患者存在内脏完全反位(包括右位心),则编码于 Q89.3 内脏反位(包括右位心),不应编码于 Q24.0(右位心)。

(三)同一器官畸形程度不同、分类不同。例如,先天性宫颈缺如、不发育编码于 Q51.5,先天性宫颈发育不良编码于 Q51.8。

第三条 腭裂伴有唇裂(Q37)时,应根据临床明确的具体畸形类型进行分类,不允许再分别编码 Q35(腭裂)和 Q36(唇裂)。

第四条 并指(趾)畸形根据部位(手指、脚趾)及是否伴有骨连结分类,编码于 Q70.0~Q70.3,多指和并指(趾)畸形编码于 Q70.4,不伴并指(趾)的多指(趾)畸形分类于 Q69。未特指的并指(趾)畸形(Q70.9)不允许作为诊断编码填报。

第五条 先天性心脏病临床诊断应明确具体部位,未特指部位的先天性心脏畸形(Q24.9)原则上不允许作为诊断填报。

思考题

1.分析编码"先天性宫颈缺如、不发育编码于 Q51.5"和"先天性宫颈发育不良编码于 Q51.8"的区别。

十八、症状、体征和临床与实验室异常所见,不可归类在他处者(R00~R99)

第一条 症状、体征和临床与实验室异常所见,不可归类在他处者(R00~R99),包括临床未明确诊断的症状、体征,或其他诊查操作的异常结果及不明确的情况;不包括母亲产前筛查的异常所见(O28.-),起源于围生期的某些情况(P00~P96),精神和行为障碍的异常所见(F00~F99)。

第二条 原则上此章不作为主要编码,只有当症状、体征和其他诊查异常结果无明确病因,或晚期效应的一些临床表现作为入院治疗目的时,才有可能作为主要编码。

第三条 某些症状、体征代表疾病的严重程度,且符合其他诊断填报原则时,可作为其他编码。例如,颅内闭合性损伤、弥散性脑损伤(S06.2)(主要编码),失语(R47.0)(其他编码)。

第四条 其他章节的编码分类已经涵盖了此章的症状和体征时,不允许再填报此章编码。

第五条 当临床未明确肿物(占位性病变)性质时,应根据肿物(占位性病变)的部位进行填报,皮肤和皮下组织部位肿物分类于 R22,盆腔和腹腔的肿物编码于 R19.0,身体特指器官的肿物(不包括肺 R91)分类于其他系统的编码。

第六条 全身炎症反应综合征(R65)主要指机体对感染性或非感染性因素的严重损伤所产生的全身性非特异性炎症反应,只有当达到临床诊断标准时,方可作为附加编码填报,其他章节的病因诊断作为主要编码。未特指的全身炎症反应综合征(R65.9)未明确病因,也未明确是否伴有急性器官衰竭,原则上不允许填报。

思考题

1.试分析 R00~R99 的编码规则。

十九、损伤、中毒和外因的某些其他后果(S00～T98)

第一条　损伤、中毒和外因的某些其他后果(S00～T98)是优先分类章，编码分“S”“T”两个部分。

“S”部分为单一部位不同类型的损伤，包括浅表损伤，肌肉、骨骼、神经血管、内脏的损伤等。

“T”部分包括累及身体多个部位损伤，部位未特指的损伤，通过自然腔道进入异物，烧伤和腐蚀，药物、药剂和生物制品中毒，以及医疗并发症等；不包括新生儿的产伤(P10～P15)、产科的创伤(O70～O71)、病理性关节脱位(M24.3)、先天性关节脱位(Q65.-)、非创伤性骨折、病理性骨折及骨折后愈合不良等。

第二条　编码规则如下：

(一)此章中的伤口分为开放性和闭合性，未指明闭合性或开放性时，假定分类为闭合性。

(二)开放性损伤累及体腔内脏器时，伤口进入体腔应编码于相应的开放性损伤细目中，如开放性脾破裂(S36.01)指伴有进入腹腔的开放性伤口。

(三)使用累及深部组织(或器官)开放性损伤的编码，不允许再编码开放性伤口。如编码 S42.31(开放性肱骨骨折)时，不允许再编码 S41.1(上臂开放性伤口)。

(四)此章疾病编码(S、T)原则上应与损伤中毒外因编码(V、W、X、Y)联合使用，临床应明确损伤(中毒)发生的时间、地点及经过。

(五)创伤性动脉瘤按解剖部位分类于此章各类目的血管损伤中，非创伤性动脉瘤分类于“九、循环系统疾病”中。

第三条　多处损伤的编码要求如下：

多处损伤原则上应逐一分别编码，其中最严重的损伤作为主要编码；其他部位的损伤按由重到轻的顺序，结合诊治情况选择填报；多处损伤的综合编码可以作为其他编码填报，说明多处的损伤。多处损伤不能确定哪一处更严重时，以损伤的综合编码作为主要编码，具体的损伤作为其他编码。

(一)同一身体区域的同种类型损伤，分类于该类目的第四位数。

(二)同一身体区域的不同种类型的损伤，分类于每一节最后类目的第四位数。

(三)不同身体区域的同种类型的损伤，分类于 T00～T05。

第四条　挤压伤导致多处损伤时，挤压伤仅作为其他编码描述损伤性质。例如，小腿挤压伤导致上(下)肢骨筋膜室综合征编码于 T79.6(创伤性肌肉缺血)，小腿挤压伤(S87)作为其他编码。

第五条　颅内出血临床诊断应明确具体部位及病因，以硬膜下出血为例，如表 4-19 所示。

表 4-19　颅内出血不同部位和病因及其编码

<table>
<tr><th>临床诊断</th><th colspan="2">损伤原因</th><th>编码</th><th>编码名称</th></tr>
<tr><td rowspan="4">硬膜下出血</td><td rowspan="2">创伤性</td><td>外伤</td><td>S06.5</td><td>创伤性硬膜下出血</td></tr>
<tr><td>产伤</td><td>P10.0</td><td>产伤引起的硬膜下出血</td></tr>
<tr><td colspan="2" rowspan="2">非创伤</td><td>P52.8</td><td>非创伤性新生儿硬膜下出血</td></tr>
<tr><td>I62.0</td><td>硬膜下出血(急性)(非创伤性)</td></tr>
</table>

第六条　颅内损伤伴有延长的昏迷(S06.7)一般不作为主要编码,可作为其他编码填报。当不能明确 S06 中的病因诊断且入院时即已存在,S06.7 才有可能作为主要编码。

第七条　胸部两处及以上的肋骨骨折根数合并计算,编码于 S22.4(肋骨多处骨折),不允许再编码 S22.3(肋骨骨折)。连枷胸编码于 S22.5,不允许再分别编码 S22.3 和 S22.4 表示肋骨骨折。

第八条　临床无法明确烧伤、腐蚀伤具体部位时,T31、T32(累及体表面积)才有可能作为主要编码,否则只能作为其他编码。烧伤包括电流、摩擦、闪电和非腐蚀性液体及其蒸气等导致的损伤,但不包括晒伤(L55)。

第九条　中毒和有害效应的后遗症 T96～T97 只能作为附加编码,说明某些临床表现是损伤中毒的后遗症或陈旧性情况。

思考题

1.说明编码"S"和编码"T"的含义。

2.试叙述"多处损伤"的编码规则。

二十、疾病和死亡的外因(V01～Y98)

第一条　疾病和死亡的外因(V01～Y98)是附加编码章,包括意外事故(V01～X59)、意图不确定的事件(Y10～Y34)、医疗和手术的并发症(Y40～Y84)等。

第二条　编码规则如下:

(一)疾病和死亡的外因(V01～Y98)不允许作为疾病编码填报,仅可作为附加编码填报国际疾病分类 ICD-10 第十九章(S00～T98)及 ICD-10 其他章疾病的外因情况。

(二)当临床未明确中毒具体原因时,假定分类于意外中毒。

第三条　意图不确定的事件(Y10～Y34)。当无法区分意外、自害和加害时,Y10～Y34 才有可能作为附加编码填报,但不能用于中毒的外因附加编码。

第四条　在治疗中使用的药物、药剂和生物制品引起的有害效应(Y40～Y59)。Y40～Y59 编码是对在合理使用正确物质下产生的"过敏"或"反应"所引起的临床表现的附加编码,以说明引起有害效应的物质,应与有毒物质引起的意外中毒(X40～X49)区分。

举例:长期服用华法林会导致牙龈出血。

主要编码:牙龈和无牙牙槽嵴其他特指的疾病(K06.8)。

外因编码：抗凝剂的有害效应(Y44.2)。

第五条 意外事故(V01～X59)。

(一)跌倒(W00～W19)，临床应明确描述跌倒发生的场所、所处的水平面、原因(受伤经过)，只有临床未明确才可分类于 W19(未特指的跌倒)。例如，行走在结冰的马路上跌倒发生损伤，分类于 W00(在涉及冰和雪的同一平面上跌倒)。

(二)玻璃导致的损伤临床应明确具体原因，玻璃直接割伤分类于 W25(接触锋利的玻璃)，爆炸导致玻璃飞溅造成损伤分类于 W40，火器发射引起的玻璃飞溅分类于 W34，涉及玻璃的跌落(如撞到玻璃门后发生跌倒)分类于 W00～W19。

(三)异物导致伤害时，临床应明确异物进入身体的途径，经眼或自然腔口进入分类于 W44，经皮肤进入分类于 W45。

(四)有毒物质的意外中毒及暴露于该物质下(X40～X49)包括意外的过量用药、给错药或服错药和疏忽大意地服药，医疗和手术操作中因使用药物、药剂和生物制品发生的意外事故。药物的化学成分不同，分类不同。

(五)用力过度导致的损伤外因分类于 X50(操劳过度和剧烈或重复运动)。例如，抬重物造成腰部扭伤应分类于操劳过度和剧烈或重复运动(X50)。

第六条 医疗和手术并发症的外因

(一)手术和医疗的并发症(T80～T88)根据不同的发生原因，附加不同的外因编码：在手术和医疗中对患者的意外事故(Y60～Y69)；在诊断和治疗中使用与有害事件有关的医疗装置(Y70～Y82)；手术和其他医疗操作作为患者异常反应或以后并发症的原因，而在操作当时并未提及医疗事故(Y83～Y84)。

举例：阑尾炎手术后遗留的纱布导致腹腔粘连。

主要编码：操作后意外遗留于体腔或手术伤口中的异物(T81.5)。

外因编码：在手术中异物意外地遗留在体内(Y61.0)。

(二)部分手术及操作后的疾患分类于“十九、损伤、中毒和外因的某些其他后果”以外的各部分中，根据国际疾病分类规则选择性地附加外因编码。

举例：手术后的食管炎。

主要编码：食管炎(K20)。

外因编码：未特指的外科操作作为患者异常反应或以后并发症的原因，而在操作当时并未提及意外事故(Y83.9)。

思考题

1.分析 V01～Y98 编码的用途。

二十一、影响健康状态和与保健机构接触的因素(Z00～Z99)

第一条 影响健康状态和与保健机构接触的因素(Z00～Z99)是对特定疾病过程或损伤的分类，目的是为患者因特殊原因住院及整体健康情况提供更完整的信息记录，主要包括可疑疾病和情况接受医疗观察、评价和排查，为随后治疗的准备医疗、手术（治疗）后的随诊检查和医疗，肿瘤或其他疾病接受持续性医疗的情况，与生殖有关的情况（妊娠监督、妊娠状态，分娩的结局等），家族和个人史以及影响健康状态的某些情况等。

第二条 编码规则如下：

（一）因特殊目的入院，选择此章用于确定入院原因的编码作为主要编码。例如，为结扎输卵管或输精管入院（Z30.2 绝育），骨折术后取出内固定装置（Z47.0 涉及骨折板和其他内固定装置的随诊医疗），取出输尿管支架（Z43.6 泌尿道其他人工造口的维护），肺癌术后行放射治疗（Z51.0 放射治疗疗程）。

（二）Z80～Z99（具有与家族和个人史以及影响健康状态的某些情况有关的潜在健康危害的人）分类的情况，确实影响本次住院的原因或过程时，可作为附加编码填报。例如，直肠切除术后因肠梗阻再次住院，附加编码 Z90.4（消化道其他部分后天性缺失）。

（三）手术（操作）后并发症、随诊检查、随诊医疗或接受特殊治疗等，如果符合入院标准和诊疗规范，可按诊断选择原则进行填报。具体见表 4-20。

表 4-20 不同术后情况相关编码原则

术后情况	编码	适用范围
术后并发症	并发症相关编码	治疗、处理并发症
术后检查	Z08～Z09	治疗后的随诊检查
术后原发疾病未愈	原发疾病为主要编码，可附加术后状态编码	继续治疗原发疾病
术后随诊医疗	Z42～Z48，Z50～Z51	处理手术后的残留情况、康复医疗、恶性肿瘤的医疗照顾等
术后无任何医疗干预	Z92～Z98	肿瘤或者其他情况个人史，只能作为附加编码，表明当前的状态

第三条 仅为对某一可疑疾病（如肿瘤、心肌梗死、结核病等）进行排查入院，如果已经排除可疑疾病，且无相关其他诊断和治疗，主要编码选择 Z03（为可疑疾病和情况接受的医疗观察和评价），不允许编码入院时的可疑疾病。

第四条 治疗后的随诊检查主要包括恶性肿瘤治疗后的随诊检查（Z08）和非恶性肿瘤治疗后的随诊检查（Z09）。原则上这两个类目的编码用于门诊，对于符合入院标准及诊疗规范的恶性肿瘤治疗后的随诊检查，主要编码为 Z08（恶性肿瘤治疗后的随诊检查）。

第四条 分娩的结局（Z37）用于产科院内分娩，作为其他诊断编码填报，以确定胎儿的数量和存活情况。出生地点（Z38）作为其他诊断编码填报，用于标明院外出生的情况。Z37 作为分娩的标志，分娩时必须使用，Z38 出生地编码根据各家医院情况，不是强制使用的。

第五条 预防性手术（Z40）主要用于具有癌症家族史（或个人史）及恶性肿瘤相关的危险因素，切除其他器官用于预防恶性肿瘤的发生。选择 Z40 作为主要编码，附加编码为恶性肿瘤的危险因素。

举例：乳腺癌患者术后为预防复发，行卵巢切除术。

主要编码：与恶性肿瘤有关的危险因素的预防性手术(Z40.0)。

其他编码：乳腺恶性肿瘤个人史(Z85.3)。

第六条 冲击治疗是指短时间内大剂量用药，迅速控制病情的治疗方法。例如，肾病综合征、系统性结缔组织病、甲状腺功能亢进突眼症等疾病，短时间使用激素、免疫抑制剂等冲击治疗时，主要编码选择Z51.8(冲击治疗)。

第七条 入院目的仅为对人工造口进行维护(去除、更换)，Z43(对人工造口的维护)作为主要编码。

仅为表明存在人工造口(如气管造口、结肠造口或膀胱造口)，选择Z93(人工造口状态)作为其他编码。

为表明人工造口存在并发症，选择系统章节的造口术后并发症作为其他编码，如K91.4(结肠造口术和小肠造口术后功能障碍)、J95.0(气管造口术功能不全)、N99.5(泌尿道外口功能不良)。

思考题

1.描述编码“Z80～Z99”的使用规则。

2.说明“预防性手术”编码的使用条件。

二十二、用于特殊目的的编码(U00～U85)

第一条 用于特殊目的的编码(U00～U85)包括不明原因疾病临时性编码，以及对微生物和抗肿瘤药物产生的抗药性的编码(U82～U85)。此章填报时应严格遵守相关的使用规则及管理规定。

第二条 严重急性呼吸综合征(severe acute respiratory syndrome, SARS)编码于U04.9。

第三条 对抗生素产生耐药性的菌株(U80～U85)是观察、收集耐药菌病例的编码，只能作为附加编码用于标明抗生素、结核、肿瘤等的耐药。

思考题

1.描述“U80～U85”的编码规则。

第二节 ICD-9-CM-3各章节填报规则

一、操作和介入NEC(00)

第一条 此章是残余章，主要是对ICD-9-CM-3中其他章节手术的补充。

第二条 计算机辅助外科(computer-assisted surgery, CAS)(00.3)是为手术提供术前规划、术中导航等全程辅助的高新技术,只能作为附加编码,应与机器人辅助操作(17.4)区分。

第三条 附属血管系统的操作(00.4)是冠状血管和周围血管手术的附加编码,用于说明治疗血管数量、置入血管支架数量及分叉血管的操作。分叉血管的操作(00.44)同一次手术只能编码一次。

第四条 髋轴面类型(00.74~00.78)是髋关节置换、修复手术的附加编码,用于说明轴面材料。

思考题

1.分析编码"附属血管系统操作 00.4"是否可以作为主要手术编码。

二、神经系统手术(01~05)

第一条 此章包括中枢神经系统和周围神经系统的手术。

第二条 脑血肿清除术应明确术式和血肿部位。颅骨切开伴硬膜外血肿去除编码于01.24,脑膜切开伴硬膜(蛛网膜)下血肿去除编码于01.31,脑内血肿切开引流编码于01.39,以微创方式(硬通道)经抽吸去除脑血肿编码于01.09。

第三条 脑室分流术应区分颅内手术和颅外手术。颅内脑室分流或吻合术编码于02.22,颅外脑室分流术编码于02.3。颅外脑室分流术应根据分流的具体部位编码,如脑室-腹腔分流术编码于02.34。

第四条 神经刺激器包括电极、延长导线、脉冲发生器,其同时进行操作时均应编码,根据操作目的和部位进行分类。

(一)颅内神经刺激器电极及延长导线置入(置换)术编码于02.93,脊髓神经刺激器电极及延长导线置入(置换)术编码于03.93,周围神经刺激器电极及延长导线置入(置换)术编码于04.92。

(二)颅内神经刺激器电极及延长导线去除术编码于01.22,脊髓神经刺激器电极及延长导线去除术编码于03.94,周围神经刺激器电极及延长导线去除术编码于04.93。

(三)神经刺激器的脉冲发生器放置部位为颅内和皮下。其中,皮下放置的脉冲发生器应区分类型(单双列/是否可充电),单列指一个发生器刺激一侧,双列指一个发生器同时刺激双侧神经。一般情况下,未明确类型的皮下神经刺激器的脉冲发生器置入/置换(86.96)不应填报。神经刺激脉冲发生器放置部位和类型见表4-21。

表 4-21 神经刺激脉冲发生器放置部位和类型及其编码

<table>
<tr><th rowspan="2">放置部位</th><th rowspan="2" colspan="2">脉冲发生器类型</th><th colspan="2">编码</th></tr>
<tr><th>置入/置换</th><th>去除</th></tr>
<tr><td rowspan="5">皮下</td><td rowspan="2">不可充电</td><td>单列</td><td>86.94</td><td></td></tr>
<tr><td>双列</td><td>86.95</td><td></td></tr>
<tr><td rowspan="2">可充电</td><td>单列</td><td>86.97</td><td></td></tr>
<tr><td>双列或多列</td><td>86.98</td><td>86.05</td></tr>
<tr><td>未特指</td><td>未特指</td><td>86.96</td><td></td></tr>
<tr><td>颅内</td><td colspan="2">无</td><td>01.20</td><td>01.29</td></tr>
</table>

第五条 椎管及周围神经麻醉药的注射应区分目的，用于手术麻醉时不应编码；用于镇痛时，椎管注射编码于 03.91，周围神经注射编码于 04.81，交感神经注射编码于 05.31。

思考题

1.明确“脑血肿清除术”的分类轴心。

2.“椎管及周围神经麻醉药的注射”编码应注意什么，相应编码是什么？

三、内分泌系统手术(06～07)

第一条 此章包括甲状腺、甲状旁腺、甲状舌管、肾上腺、松果体、垂体、胸腺的手术。

第二条 甲状腺手术应区分术式、切除范围及甲状腺病变的部位。

(一)颈部甲状腺疾患行单侧甲状腺叶的全部切除，或同时伴峡部及其他叶的部分切除，均编码于 06.2(单侧甲状腺叶切除术)。单侧甲状腺叶局部病变部位的切除，编码于 06.31(甲状腺病损切除术)。甲状腺叶单侧或双侧的部分或次全切除术编码于 06.39(甲状腺部分切除术)。双侧甲状腺叶切除术或残留的甲状腺组织切除术编码于 06.4(甲状腺全部切除术)。

(二)同时进行的颈部淋巴结根治性清扫术应区分单、双侧。单侧根治性颈淋巴结清扫术编码于 40.41，双侧根治性颈淋巴结清扫术编码于 40.42。

(三)胸骨后甲状腺肿是指胸骨后纵隔区域的甲状腺肿，手术切除不区分入路(颈部、胸骨、纵隔切开)，应根据切除范围编码。部分或大部切除编码于 06.51(胸骨下甲状腺部分切除术)，全部切除编码于 06.52(胸骨下甲状腺全部切除术)。

(四)甲状腺手术时为防止甲状腺功能减退，行甲状腺组织的自体移植编码于 06.94(甲状腺组织再植入/自体移植术)；甲状旁腺手术时为防止甲状旁腺功能减退，将甲状旁腺组织移植于胸锁乳突肌等部位，编码于 06.95(甲状旁腺组织再植入/自体移植术)。

第三条 垂体手术应区分术式和入路。具体见表 4-22。

表 4-22　垂体手术不同切除范围和入路及其编码

编码名称	入路/编码	
	经前额入路	经蝶骨入路
垂体腺活组织检查	07.13	07.14
垂体部分切除术	07.61	07.62
垂体全部切除术	07.64	07.65

第四条　胸腺手术应区分术式和入路。具体见表 4-23。

表 4-23　胸腺手术不同切除范围和入路及其编码

编码名称	入路/编码	
	开放性	胸腔镜
胸腺部分切除术	07.81	07.83
胸腺全部切除术	07.82	07.84
胸腺切开术	07.92	07.95

思考题

1."甲状腺手术"编码的注意事项有哪些?

四、眼的手术(08～16)

第一条　此章包括眼球、眼附属器和眼眉区手术。眼科手术应根据疾病性质、手术目的、伴随情况进行分类。同时进行的双眼手术可分别编码。眼外肌手术应按实施手术的眼外肌数量进行分类。

第二条　眼睑手术(08)。

(一)眼睑病损或组织的手术应区分眼睑切除术(08.21～08.24)和破坏术(非切除法)(08.25)。具体见表 4-24。

表 4-24　眼睑手术不同术式和范围及其编码

方式	编码	编码名称	另编码
切除术	08.21	睑板腺囊肿(霰粒肿)切除术	任何同时进行的重建术(08.61～08.74)
	08.22	眼睑小病损(疣/肉赘)切除术	
	08.23	眼睑板层,睑缘 1/4 或以上较大病损切除术	
切除术	08.24	眼睑全层(睑结膜层),睑缘 1/4 或以上较大病损切除术	任何同时进行的重建术(08.61～08.74)
破坏术	08.25	眼睑病损破坏术	

（二）睑内翻或睑外翻修补术同时伴有眼睑重建术时，编码于08.44（睑内翻或睑外翻矫正伴睑重建术），不应再编码08.6（眼睑或移植物的眼睑重建术）或08.7（其他眼睑重建术）。

第三条 泪器系统手术（09）。

（一）鼻泪管探通术（09.43）同时伴有鼻泪管或支架置入时，应编码于09.44（鼻泪管插管术/鼻泪管支架置入术），不应再编码09.43（鼻泪管探通术）。

（二）鼻内镜下泪囊鼻腔吻合术编码于09.81，同时进行的鼻泪管插管术（09.44）和筛窦切开术（22.51）作为手术常规步骤不应编码。

第四条 虹膜、睫状体、巩膜和前房的手术（12）。

（一）虹膜切开术和单纯性虹膜切除术不伴有其他手术时编码于12.1；作为白内障摘除术（13.11～13.69）、虹膜病损去除（12.41～12.42）、巩膜造口术（12.61～12.69）的手术入路或常规步骤时不应编码。

（二）虹膜病损手术应区分破坏术（非切除法）（12.41）和切除术（12.42）。睫状体病损手术应区分破坏术（非切除法）（12.43）和切除术（12.44）。

（三）外路小梁手术是治疗各种类型青光眼的常见术式，应区分外路小梁切开术（12.54）和外路小梁切除术（12.64）。虹膜周边切除术（12.14）作为外路小梁切除术的常规步骤不应编码。复合式小梁切除术应编码于12.64（外路小梁切除术）。

第五条 晶状体手术（13）。

（一）眼内人工晶状体一期置入伴白内障摘除术（13.71）应编码同时进行的白内障摘除术（13.11～13.69），以白内障摘除术（13.11～13.69）作为主要手术编码。

（二）眼内晶状体摘除后没有同时置入人工晶状体，本次住院或再次入院行人工晶状体置入时，编码于13.72（眼内人工晶状体二期置入术）。

（三）眼内镜假体置入手术（13.91）不应对晶体去除的手术方式（13.1～13.6）编码。白内障手术分类见表4-25。

表4-25 白内障不同术式相关编码情况

编码	编码名称	另编码
13.1	晶状体囊内摘除术	任何同时进行的人工晶状体置入术13.71（一期）
13.2	晶状体囊外摘除术，用线型摘除法	
13.3	晶状体囊外摘除术，用单纯抽吸（和冲洗）法	
13.4	晶状体囊外摘除术，用碎裂术和抽吸法	
13.5	晶状体其他囊外摘除术	
13.6	其他白内障摘除术	
13.42	白内障晶状体机械性碎裂术和抽吸术，用后入路	①任何同时进行的人工晶状体置入术13.71（一期） ②任何同时进行的玻璃体切除术14.74

第六条 视网膜、脉络膜、玻璃体和后房手术(14)。

(一)视网膜、脉络膜的相关手术同时伴有玻璃体切除,应选择与疾病性质相符的视网膜、脉络膜手术作为主要手术编码,玻璃体切除术作为其他手术编码。具体见表4-26。

表4-26 视网膜、脉络膜手术不同疾病性质和术式及其相关编码

<table>
<tr><th>疾病性质</th><th colspan="2">编码</th><th>编码名称</th><th>包括</th><th>不包括</th></tr>
<tr><td rowspan="5">脉络膜、视网膜病损</td><td rowspan="5">14.2</td><td>14.21</td><td>用透热疗法的脉络膜、视网膜病损破坏术</td><td rowspan="5">脉络膜、视网膜病或孤立的脉络膜视网膜病损的破坏术</td><td rowspan="5">为了视网膜修补(14.31～14.59)</td></tr>
<tr><td>14.22</td><td>用冷冻疗法的脉络膜、视网膜病损破坏术</td></tr>
<tr><td>14.23</td><td>用氙弧光凝固法的脉络膜、视网膜病损破坏术</td></tr>
<tr><td>14.24</td><td>用激光光凝固法的脉络膜、视网膜病损破坏术</td></tr>
<tr><td>14.29</td><td>脉络膜、视网膜病损的其他破坏术</td></tr>
<tr><td rowspan="5">视网膜裂伤</td><td rowspan="5">14.3</td><td>14.31</td><td>用透热疗法的视网膜裂伤修补术</td><td rowspan="5">视网膜缺损修补术</td><td rowspan="5">视网膜脱离修补术(14.41～14.59)</td></tr>
<tr><td>14.32</td><td>用冷冻疗法的视网膜裂伤修补术</td></tr>
<tr><td>14.33</td><td>用氙弧光凝固法的视网膜裂伤修补术</td></tr>
<tr><td>14.34</td><td>用激光凝固法的视网膜裂伤修补术</td></tr>
<tr><td>14.39</td><td>视网膜裂伤的其他修补术</td></tr>
<tr><td rowspan="5">视网膜脱离</td><td rowspan="5">14.5</td><td>14.51</td><td>用透热疗法的视网膜脱离修补术</td><td rowspan="5">同时伴引流术</td><td rowspan="5"></td></tr>
<tr><td>14.52</td><td>用冷冻疗法的视网膜脱离修补术</td></tr>
<tr><td>14.53</td><td>用氙弧光凝固法的视网膜脱离修补术</td></tr>
<tr><td>14.54</td><td>用激光凝固法的视网膜脱离修补术</td></tr>
<tr><td>14.59</td><td>其他</td></tr>
</table>

(二)视网膜内界膜剥离术应根据黄斑疾病的性质编码。黄斑水肿和黄斑前膜行视网膜内界膜剥离术编码于14.29(脉络膜视网膜病损的其他破坏术),黄斑裂孔行视网膜内界膜剥离术编码于14.39(视网膜裂伤的其他修补术)。

(三)脉络膜、视网膜病变行光动力学(PDT)疗法编码于14.24(用激光光凝固法的脉络膜、视网膜病损破坏术)。

(四)巩膜冷凝方法治疗视网膜脱离编码于14.52(用冷冻疗法的视网膜脱离修补术)。

(五)巩膜手术应根据治疗疾病的性质及术式分类。巩膜手术用于治疗孔源性视网膜脱离时,同时进行的视网膜下放液术、后入路玻璃体切割术、空气填塞法不应编码。具体见表4-27。

表 4-27 巩膜手术不同疾病性质和术式及其相关编码

<table>
<tr><th>编码</th><th>编码名称</th><th>疾病性质</th><th>是否伴有植入物（硅胶、硅海绵等）</th></tr>
<tr><td>12.87</td><td>用移植物的巩膜加固术</td><td>高度近视（不伴有孔源性视网膜脱离）</td><td>否</td></tr>
<tr><td>12.88</td><td>巩膜加固术</td><td>高度近视（不伴有孔源性视网膜脱离）</td><td>是</td></tr>
<tr><td rowspan="2">14.49</td><td>巩膜环扎术伴玻璃体条索剪断术</td><td rowspan="9">孔源性视网膜脱离</td><td rowspan="4">否</td></tr>
<tr><td>巩膜环扎术伴玻璃体切除术</td></tr>
<tr><td rowspan="2">14.49</td><td>巩膜板层填充术</td></tr>
<tr><td>气液交换术（巩膜环扎伴空气填塞）</td></tr>
<tr><td rowspan="3">14.41</td><td>巩膜环扎术伴植入物</td><td rowspan="3">是</td></tr>
<tr><td>巩膜外加压术（巩膜扣带术）</td></tr>
<tr><td>巩膜外垫压术</td></tr>
<tr><td>14.59</td><td>巩膜缩短术（不伴巩膜环扎术）临床不常用</td><td>否</td></tr>
</table>

（六）入院行眼内硅油取出或巩膜环扎术植入物取出时，编码于 14.6（眼后节去除手术植入物）。

（七）玻璃体视网膜手术中使用眼内填充物时应区分疾病性质、治疗目的。具体见表 4-28。

表 4-28 玻璃体视网膜手术不同疾病性质相关编码

<table>
<tr><th>疾病性质</th><th>编码</th><th>编码名称</th></tr>
<tr><td rowspan="4">视网膜脱离</td><td rowspan="4">14.59</td><td>玻璃体硅油置入术，用于视网膜再附着</td></tr>
<tr><td>玻璃体腔注气，视网膜复位术</td></tr>
<tr><td>玻璃体腔重水注射术，视网膜复位术</td></tr>
<tr><td>玻璃体气液交换，视网膜复位术</td></tr>
<tr><td rowspan="3">其他眼部疾病</td><td rowspan="3">14.75</td><td>玻璃体腔内替代物注射术</td></tr>
<tr><td>玻璃体自体血清注入术</td></tr>
<tr><td>玻璃体硅油填充术</td></tr>
</table>

第七条 眼外肌手术（15）临床应明确实施手术的眼外肌总数量（无论单眼或双眼）和术式。眼外肌不包括眼轮匝肌和提上睑肌，眼轮匝肌和提上睑肌的手术分类于眼睑手术（08）。具体见表 4-29。

表 4-29　眼外肌手术不同术式和眼外肌总数量及其编码

编码名称	编码	
	一条眼外肌	两条或两条以上眼外肌(单眼或双眼)
后徙术(退缩术)	15.11	15.3
前徙术	15.12	15.3
延长术	15.21	15.4
缩短术(折叠术)	15.22	15.4
眼肌后徙术+眼肌缩短术/眼外肌切除术	15.11	15.3
下斜肌部分切除术	15.13	15.3

第八条　眼眶和眼球手术(16)。

(一)眼眶手术编码不包括眼眶骨折复位术(76.78～76.79)。

(二)眼球内容物剜除术(16.3)、眼球摘除术(16.4)、眼眶内容物剜除术(16.5)应根据手术范围编码。

第九条　眼科异物去除手术编码应区分去除异物的部位和手术方式。具体见表 4-30。

表 4-30　眼科异物去除手术不同部位和术式及其编码

<table>
<tr><th rowspan="3">部位</th><th colspan="4">编码</th></tr>
<tr><th colspan="2" rowspan="2">不切开</th><th colspan="2">切开</th></tr>
<tr><th>伴磁吸</th><th>不伴磁吸</th></tr>
<tr><td>巩膜、虹膜、睫状体</td><td colspan="2"></td><td>12.01</td><td>12.02</td></tr>
<tr><td>晶状体</td><td colspan="2"></td><td>13.01</td><td>13.02</td></tr>
<tr><td>脉络膜、视网膜、玻璃体</td><td colspan="2"></td><td>14.01</td><td>14.02</td></tr>
<tr><td>眼睑(嵌入)</td><td colspan="2" rowspan="3">98.22</td><td colspan="2">8.09</td></tr>
<tr><td>眦</td><td colspan="2">8.51</td></tr>
<tr><td>结膜(嵌入)</td><td colspan="2">10</td></tr>
<tr><td>眼眶</td><td colspan="2">98.21</td><td colspan="2">16.1</td></tr>
<tr><td>泪点</td><td colspan="2">09.41</td><td colspan="2">09.51</td></tr>
<tr><td>泪小管</td><td colspan="2">09.42</td><td colspan="2">09.52</td></tr>
<tr><td>泪囊</td><td colspan="2">09.49</td><td colspan="2">09.53</td></tr>
<tr><td>泪道</td><td colspan="2">09.49</td><td colspan="2">09.59</td></tr>
<tr><td>泪腺</td><td colspan="2">09.3</td><td colspan="2">09.0</td></tr>
<tr><td>角膜</td><td>98.21</td><td>11.0(磁吸去除嵌入角膜的异物)</td><td colspan="2">11.1</td></tr>
</table>

思考题

1.试说明疾病性质对视网膜、脉络膜相关手术的影响。
2.“眼外肌手术”编码时应明确什么信息?

五、其他各类诊断性和治疗性操作(17)

第一条 此章是残余分类章,仅有一个类目。其中,17.9(中医治疗技术)的操作编码仅限于中医传统手法操作。

第二条 腹腔镜下腹股沟疝修补术(17.1～17.2)仅适用于腹腔镜下伴有移植物或假体(无张力)的腹股沟疝修补术。腹腔镜下不伴有移植物或假体的腹股沟疝修补术应分类于其他和开放性腹股沟疝修补术(53.00～53.02,53.10～53.13)。腹腔镜下腹股沟疝修补术应区分单、双侧及疝的类型。具体见表4-31。

表4-31 腹股沟疝修补术相关编码情况

腹股沟疝类型		伴有移植物或假体	不伴有移植物或假体
单侧	直疝	17.11	53.01
	斜疝	17.12	53.02
	直疝和斜疝	17.11	53.01
双侧	直疝	17.21	53.11
	斜疝	17.22	53.12
	一侧直疝和一侧斜疝	17.23	53.13

第三条 腹腔镜大肠部分切除术编码于17.3,另编码任何同时进行的非端对端的肠吻合术(45.92～45.94)。

第四条 机器人辅助操作(17.4)是指医生控制机器人或机械手进行的手术,只能作为附加编码。主要手术编码应为所实施的具体手术术式。

思考题

1.腹腔镜下腹股沟疝修补术(17.1～17.2)的适用条件是什么?
2.分析机器人辅助操作(17.4)是否可以作为主要手术编码。

六、耳部手术(18～20)

第一条 本部分包括外耳、中耳和内耳的手术。

第二条 乳突改良根治术(20.49)同时伴有鼓室成形术时,鼓室成形术应根据单纯鼓膜修补、听骨链成形术等,另编码具体的鼓室成形术(19.4～19.55)。乳突病变清除后同时使用移植皮肤行耳甲腔成形术，另编码任何皮肤移植术(18.79)。

第三条 耳蜗假体的置入或置换应根据耳蜗假体装置的类型(单道或多道)具体编码于20.97～20.98(耳蜗假体装置置入或置换术)，不应另编码20.4(乳突切除术)。一般情况下，未明确类型的耳蜗假体装置置入或置换术(20.96)不应编码。

思考题

1.叙述“乳突改良根治术”的编码规则。

七、鼻、口、咽手术(21～29)

第一条 此章包括鼻、鼻窦、牙、舌、涎腺、涎管、口、面、扁桃体、腺样体、咽等部位的手术。同时进行的双侧手术可分别编码(除外扁桃体腺手术)。

第二条 组织起源为牙源性的颌骨囊肿(K09.0)切除术编码于24.4(颌骨上牙病损切除术)。非牙源性颌骨囊肿(K09.1)切除术根据囊肿的部位编码，如鼻腭囊肿(K09.1)切除术编码于27.31(硬腭病损或组织的局部切除术或破坏术)。

第三条 拔牙术(23.0～23.1)应区分拔除牙齿的方式(齿钳或手术)，不区分拔牙的数量，相同术式仅填报一次。一般情况下，拔牙作为手术的入路时不应编码。

第四条 根治性舌切除术(25.4)是舌恶性肿瘤常见的术式，切除范围包括舌全部切除以及周围邻近组织切除。同时进行的淋巴结清扫术(40.40～40.42)和气管造口术(31.1～31.29)应另编码。

第五条 悬雍垂-软腭-咽成形术(uvulopalatopharyngoplasty，UPPP)应以27.69(腭的其他整形术)作为主要手术编码。

第六条 扁桃体和腺样增殖体同时切除时，编码于28.3(扁桃体切除术伴腺样增殖体切除术)，不应分别编码。

第七条 扁桃体和腺样增殖体异物去除应区分术式，切开取出异物编码于28.91(扁桃体和腺样增殖体切开去除异物)，不切开去除异物编码于98.13(咽管腔内异物的不切开去除)。

思考题

1.说明“颌骨囊肿切除术”的编码规则。

八、呼吸系统手术(30～34)

第一条 此章包括喉、气管、肺、支气管、胸壁、胸膜、纵隔的手术，不包括乳房手术(85.0～85.99)、呼吸道非切开的异物去除术(98.15)、气管造口管的去除和置换(97.37/97.23)以及气管支气管支架的置入术(96.05)。

第二条 喉恶性肿瘤切除手术应区分范围(部分喉、半喉、全部)。全部喉切除术不伴有根治性淋巴结清扫编码于30.3(全喉切除术)，伴有根治性淋巴结清扫编码于30.4(根治性喉切除术)，同时进行的气管造口术和甲状腺切除术不应编码。

第三条　气管造口术应区分暂时性气管造口术(31.1)和永久性气管造口术(31.2)，同时进行的气管镜检查(33.21～33.24，33.27)应另编码。

第四条　肺和支气管切除术同时进行的肋骨部分切除术、胸骨切开术、胸骨劈开术和胸廓切开术不应编码，同时进行的支气管成形术(33.48)应另编码。

第五条　肺大疱的手术应区分术式和切除范围。肺大疱未切除行结扎术编码于32.21(肺大疱折叠术)，单纯肺大疱局部病损切除编码于32.29(肺病损或组织的其他局部切除术或破坏术)，肺大疱行肺叶切除术编码于32.49(肺叶切除术)。手术中同时进行的胸膜固定术编码于34.6(胸膜划痕术)。同一术式处理多个肺大疱，仅编码一次。

第六条　肺切除术应区分手术入路、术式和切除范围，填报时不区分左右侧，双侧肺同时手术时，可分别编码。临床书写的肺叶切除伴纵隔淋巴结清扫应分别编码32.49(肺叶切除)和40.59(纵隔淋巴结清扫)。具体见表4-32。

表4-32　不同手术入路及切除范围的肺切除术编码相关情况

入路	编码名称	编码
直视下	肺病损切除术(楔形切除)	32.29
	肺节段性切除术(肺叶部分切除)	32.39
	肺叶切除术	32.49
	全肺切除术(伴纵隔淋巴结清扫)	32.59
胸腔镜	胸腔镜下肺病损切除术(楔形切除)	32.20
	胸腔镜下肺节段性切除术(肺叶部分切除)	32.30
	胸腔镜下肺叶切除术	32.41
	胸腔镜下全肺切除术(伴纵隔淋巴结清扫)	32.50

第七条　全肺灌洗(33.99)是主要用于硅沉着病患者的治疗性操作，气管、支气管治疗性灌洗(96.56)应与诊断性支气管肺泡灌洗和微量支气管肺泡灌洗(33.24)相区分。

第八条　肺移植术包括单、双侧肺移植手术(33.51、33.52)和心脏-肺联合移植术(33.6)，应另编码00.91～00.93，说明供体来源，同时进行的体外循环辅助开放性心脏手术(39.61)也应另编码。未明确单、双侧的肺移植术(33.50)原则上不应使用。

第九条　胸腔内注射肿瘤化疗药物编码于34.92(胸腔内注射)，应同时编码99.25(注射或输注肿瘤化学治疗药物)。

第十条　胸腔闭式引流术用于治疗胸腔积液和气胸，编码于34.04(肋间导管置入用于引流)，其作为胸外科手术常规步骤不应编码。单纯胸腔穿刺抽吸编码于34.91(胸腔穿刺术)。

思考题

1.分析“肺切除术”的编码思路。

2.说明“肺灌洗术”的编码使用原则。

九、心血管系统手术(35～39)

第一条 此章包括心脏瓣膜、心脏间隔、心脏血管、心包的手术,以及全身血管的切开、切除、闭合术等。

当进行心脏瓣膜、心脏间隔、心脏血管手术时,作为手术入路的胸骨切开、胸廓切开不应编码。

第二条 心脏瓣膜修复术。

(一)心脏瓣膜修复术应根据入路和需要修复的心脏瓣膜进行分类。

(二)经皮球囊扩张对心脏瓣膜进行修复不区分心脏瓣膜类型,均编码于 35.96[经皮(球囊)瓣膜成形术]。具体见表 4-33。

表 4-33 心脏瓣膜经皮球囊扩张编码相关情况

入路	编码	编码名称	说明
闭合	35	闭合性心脏瓣膜切开术,瓣膜未特指	未说明具体修复的瓣膜,不应使用
	35.01	闭合性心脏瓣膜切开术,主动脉瓣	
	35.02	闭合性心脏瓣膜切开术,二尖瓣	
	35.03	闭合性心脏瓣膜切开术,肺动脉瓣	根据具体部位编码
	35.04	闭合性心脏瓣膜切开术,三尖瓣	
开放	35.10	无置换的开放性心脏瓣膜成形术,瓣膜未特指	未说明具体修复瓣膜,不应使用
	35.11	无置换的开放性主动脉瓣成形术	
	35.12	无置换的开放性二尖瓣成形术	
	35.13	无置换的开放性肺动脉瓣成形术	根据具体部位编码
	35.14	无置换的开放性三尖瓣成形术	

第三条 心脏瓣膜置换术应根据入路、置换的心脏瓣膜类型进行分类。具体见表 4-34。

表 4-34 不同入路及心脏瓣膜类型的心脏瓣膜置换术编码

入路		瓣膜类型	编码	编码名称	包括
闭合	血管内	任何类型	35.05	血管内主动脉瓣置换	①伴有球囊瓣膜成形术，不应分别编码 ②经导管/动脉/股动脉/静脉/肋间/心室等入路
			35.07	血管内肺动脉瓣置换	
			35.09	未特指心脏瓣膜的血管内置换	
	经心尖		35.06	经心尖主动脉瓣置换	
			35.08	经心尖肺动脉瓣置换	
开放		生物瓣膜	35.21	主动脉瓣切开和其他置换伴有组织移植物	自体/异体/同种等移植物
			35.23	二尖瓣切开和其他置换伴有组织移植物	
			35.25	肺动脉瓣切开和其他置换伴有组织移植物	
			35.27	三尖瓣切开和其他置换伴有组织移植物	
		机械瓣膜	35.22	主动脉瓣切开和其他置换术	部分/合成/全部等假体
			35.24	二尖瓣切开和其他置换术	
			35.26	肺动脉瓣切开和其他置换术	
			35.28	三尖瓣切开和其他置换术	

第四条 房间隔、室间隔、心内膜垫缺损等修补术应根据入路、缺损部位、是否伴有植入物，以及植入物的类型分类。具体见表 4-35。

表 4-35 心房间隔、心室间隔、心内膜垫缺损修补术相关编码情况

入路	植入物类型	部位	编码	编码名称	包括
闭合	假体	心房间隔	35.52	心房间隔缺损假体修补术，闭合法	
		心室间隔	35.55	心室间隔缺损假体修补术，闭合法	
开放	假体	心房间隔	35.51	心房间隔缺损假体修补术，切开法	同时修补心房间隔缺损伴瓣膜和心室间隔缺损编码于 35.54
		心室间隔	35.53	心室间隔缺损假体修补术，切开法	
		心内膜垫	35.54	心内膜垫缺损假体修补术	

续表

<table>
<tr><th>入路</th><th>植入物类型</th><th>部位</th><th>编码</th><th>编码名称</th><th>包括</th></tr>
<tr><td rowspan="6">开放</td><td rowspan="3">组织补片</td><td>心房间隔</td><td>35.61</td><td>用组织移植物的心房间隔缺损修补术</td><td rowspan="3">同时修补心房间隔缺损伴瓣膜和心室间隔缺损编码于 35.63</td></tr>
<tr><td>心室间隔</td><td>35.62</td><td>用组织移植物的心室间隔缺损修补术</td></tr>
<tr><td>心内膜垫</td><td>35.63</td><td>用组织移植物的心内膜垫缺损修补术</td></tr>
<tr><td rowspan="3">无</td><td>心房间隔</td><td>35.71</td><td>心房间隔缺损的其他和未特指的修补术</td><td rowspan="3">同时修补室间隔缺损合并瓣膜和房间隔缺损编码于 35.73</td></tr>
<tr><td>心室间隔</td><td>35.72</td><td>心室间隔缺损的其他和未特指的修补术</td></tr>
<tr><td>心内膜垫</td><td>35.73</td><td>心内膜垫缺损的其他和未特指的修补术</td></tr>
</table>

第五条 血管支架手术。

（一）血管支架置入术包括冠状动脉、颅内（外）血管（颈动脉、椎动脉、基底动脉）、周围血管。同时进行的血管球囊扩张成形术、置入支架数量、治疗血管数量、分叉血管的操作、动脉粥样硬化切除术、血管造影等应分别编码。

（二）冠状动脉、周围血管支架置入术应区分置入支架的类型（非药物洗脱支架或药物洗脱支架），其中非药物洗脱支架包括裸支架、Bonded 支架、药物涂层支架。颅内（外）血管（颈动脉/椎动脉/基底动脉）支架置入术不区分支架的类型。具体见表 4-36。

表 4-36 血管支架手术相关编码

<table>
<tr><th rowspan="2">血管名称</th><th colspan="2">支架类型编码</th><th colspan="5">另编码同时进行的操作</th></tr>
<tr><th>非药物洗脱</th><th>药物洗脱</th><th>球囊扩张成形术</th><th>粥样硬化切除术</th><th colspan="2">造影</th><th>附加血管操作</th></tr>
<tr><td rowspan="2">冠状血管</td><td rowspan="2">36.06</td><td rowspan="2">36.07</td><td rowspan="2">00.66</td><td rowspan="2">17.55</td><td>单根</td><td>双根</td><td rowspan="2">置入支架的数量（00.45～00.48）
治疗血管的数量（00.40～00.43）</td></tr>
<tr><td>88.55</td><td>88.56</td></tr>
<tr><td>周围血管（锁骨下动脉、股动脉等）</td><td>39.9</td><td>00.55</td><td>39.5</td><td>17.56</td><td colspan="2">88.44/88.47～88.49</td><td rowspan="2">置入支架的数量（00.45～00.48）
治疗血管的数量（00.40～00.43）</td></tr>
<tr><td>颈动脉</td><td>00.63</td><td>00.61</td><td>17.53</td><td>88.41</td><td colspan="2"></td></tr>
<tr><td>椎动脉</td><td colspan="2">00.64</td><td></td><td></td><td colspan="2"></td><td></td></tr>
<tr><td>颅内/基底动脉</td><td colspan="2">00.65</td><td>00.62</td><td>17.54</td><td colspan="2"></td><td></td></tr>
</table>

第六条 冠状动脉旁路移植术。

(一)冠状动脉搭桥术(主动脉-冠状动脉旁路移植、乳内动脉-冠状动脉旁路移植)应区分冠状动脉搭桥数目和移植血管。未特指的主动脉-冠状动脉旁路移植(36.10)不应使用。

(二)冠状动脉搭桥术采用体外循环辅助时,应另编码 39.61(体外循环辅助开放性心脏手术);同时进行低温疗法(≤25 ℃),应另编码 39.62[低温(全身性)下开放性心脏手术]。

(三)手术中取静脉血管操作是主动脉-冠状动脉旁路移植手术的常规步骤,不应编码。冠状动脉搭桥术具体见表 4-37。

表 4-37 冠脉搭桥手术相关编码

吻合血管	编码	编码名称
主动脉-冠状动脉	36.11	一根冠状动脉的(主动脉)冠状动脉旁路移植
	36.12	两根冠状动脉的(主动脉)冠状动脉旁路移植
	36.13	三根冠状动脉的(主动脉)冠状动脉旁路移植
	36.14	四根或以上冠状动脉的(主动脉)冠状动脉旁路移植
乳房内动脉-冠状动脉	36.15	单乳房内动脉-冠状动脉旁路移植
	36.16	双乳房内动脉-冠状动脉旁路移植

第七条 心脏射频消融术应区分不同入路(开放性 37.33、胸腔镜下 37.37、经皮血管内 37.34);同时进行的侵入性电生理测定导管术(37.26)用于确定心律失常发源部位和类型,应另编码。

第八条 心脏起搏器手术应区分不同类型(单腔/双腔)和目的(置入/置换/去除)。单腔起搏器应区分有无频率应答。任何导线(置入/置换/去除)应另编码。首次置入或置换装置类型不明确的永久起搏器(37.80)和首次未明确路径的导线置入(37.70)原则上不应使用。具体见表 4-38。

表 4-38 心脏起搏器相关编码

<table>
<tr><th colspan="2" rowspan="2">类型</th><th colspan="2">置入</th><th colspan="2">置换</th><th colspan="2">去除</th></tr>
<tr><th>编码</th><th>编码名称</th><th>编码</th><th>编码名称</th><th>编码</th><th>编码名称</th></tr>
<tr><td rowspan="4">单腔</td><td rowspan="2">心脏起搏器</td><td>37.81</td><td>无节律反应的单腔脉冲发生器置入</td><td>37.85</td><td>无节律反应的单腔脉冲发生器置换</td><td rowspan="2">37.89</td><td rowspan="2">去除起搏器和脉冲发生器</td></tr>
<tr><td>37.82</td><td>有节律反应的单腔脉冲发生器置入</td><td>37.86</td><td>有节律反应的单腔脉冲发生器置换</td></tr>
<tr><td rowspan="2">导线</td><td>37.71</td><td>经静脉入心室置入</td><td rowspan="2">37.76</td><td rowspan="2">经静脉心房和/或心室导线的置换</td><td rowspan="2">37.77</td><td rowspan="2">去除导线</td></tr>
<tr><td>37.73</td><td>经静脉入心房置入</td></tr>
</table>

续表

类型		置入		置换		去除	
		编码	编码名称	编码	编码名称	编码	编码名称
双腔	心脏起搏器	37.83	双腔脉冲发生器置入	37.87	双腔脉冲发生器置换	37.89	去除起搏器和脉冲发生器
	导线	37.72	经静脉入心房和心室置入	37.76	经静脉心房和/或心室导线的置换	37.77	去除导线

第九条 埋藏式自动心脏复律器或除颤器应区分目的(置入/置换/去除)及装置类型(全系统/脉冲发生器/导线)。具体见表4-39。

表4-39 心脏除颤器相关编码

项目	类型	置入		置换		去除	
		编码	编码名称	编码	编码名称	编码	编码名称
埋藏式自动心脏复律除颤器	仅脉冲发生器	37.96	自动心脏复律除颤器脉冲发生器置入术	37.98	自动心脏复律除颤器和脉冲发生器置换术	37.79	去除复律器或除颤器和脉冲发生器
	仅导线	37.95	自动心脏复律除颤器导线置入术	37.97	自动心脏复律除颤器导线置换术	37.77	去除导线
	全系统	37.94	埋藏式自动心脏复律器或除颤器	37.94	埋藏式自动心脏复律器或除颤器		

第十条 心脏再同步起搏器(cardiac resynchronization therapy pacemaker，CRT-P)和心脏再同步除颤器(cardiac resynchronization therapy defibrillator，CRT-D)应区分目的(置入/置换/去除)及装置类型(全系统/脉冲发生器/导线)。具体见表4-40。

表4-40 心脏再同步起搏器和除颤器相关编码

项目	类型	置入/置换		去除	
		编码	编码名称	编码	编码名称
心脏再同步化治疗CRT-P	仅脉冲发生器	00.53	心脏再同步化起搏器和脉冲发生器[CRT-P]置入/置换	37.89	去除起搏器和脉冲发生器

续表

项目	类型	置入/置换		去除	
		编码	编码名称	编码	编码名称
心脏再同步化治疗 CRT-P	导线	00.52	经静脉进入左心室冠状静脉系统的导线置入/置换	37.77	去除导线
	全系统	00.50	心脏再同步化起搏器[CRT-P]全系统置入/置换		
心脏再同步化治疗 CRT-D	仅脉冲发生器	00.54	心脏再同步化除颤器[CRT-D]脉冲发生器置入/置换	37.79	去除心脏再同步化除颤器和脉冲发生器
	导线	00.52	经静脉进入左心室冠状静脉系统的导线置入/置换	37.77	去除导线
	全系统	00.51	心脏再同步化除颤器[CRT-D]全系统置入/置换		

第十一条 经静脉临时心脏起搏器编码于37.78(暂时性经静脉起搏器系统的置入)。

第十二条 与肾透析相关的血管手术。

(一)为肾透析进行的静脉导管插入术编码于38.95(为肾透析的静脉导管插入术)。

(二)首次建立肾透析的动静脉吻合瘘编码于39.27(为肾透析的动静脉吻合术)。

(三)当肾透析的动静脉瘘发生关闭,对动静脉瘘进行修复、重新建立动静脉分流时,编码于39.4(肾透析动静脉分流术的修复术);仅去除关闭的动静脉瘘,编码于39.4(肾透析的动静脉分流去除术)。

第十三条

(一)经导管动脉化疗栓塞术(transcatheter arterial chemoembolization, TACE):是将带有化疗药物的栓塞剂(如碘化油、明胶、海绵等)经肿瘤供血动脉分支注入,从而实现栓塞治疗的技术,是治疗肝癌、胃癌、食道癌等实体肿瘤的介入治疗技术。

编码:经导管动脉栓塞术(不同部位可用扩展码表达)(39.79)和动脉化疗栓塞(99.25)。

(二)经导管动脉栓塞术(transcatheter arterial embolization, TAE):是单纯用栓塞剂(颗粒型)对肿瘤供血动脉分支进行栓塞。目前,临床应用除治疗实体恶性肿瘤外,也逐渐应用于良性肿瘤的治疗,如子宫肌瘤。

编码:经导管肝动脉栓塞术(39.79)(不同部位可用扩展码表达),同时注意不包括的情况。

(三)经导管动脉灌注术(transcatheter arterial infusion, TAI):是经肿瘤供血动脉一次性冲击灌注化疗,是治疗肝癌、胃癌、食道癌等实体肿瘤的介入治疗方法。

编码:(不同部位)经导管动脉灌注术(如肝50.93、肾55.95、结直肠46.96等)和化疗药物灌注(99.25)。

思考题

1.说明“心脏瓣膜修复术”的编码注意事项。

2.心脏起搏器手术应如何编码？

3.试分析“冠状动脉搭桥术”的编码思路。

十、血液和淋巴系统手术(40～41)

第一条 此章包括淋巴系统手术、骨髓手术和脾脏手术。

第二条 淋巴系统手术应区分手术目的。淋巴结的活组织检查编码于40.11，单纯淋巴结的治疗性切除编码于40.2，为预防肿瘤转移的区域性淋巴结切除编码于40.3，颈淋巴结根治性切除编码于40.4，其他的淋巴结根治性切除编码于40.5。

在相应的手术分类中已经包括的区域性淋巴结切除(如单纯乳房切除术伴区域性淋巴结切除术85.43)或根治性淋巴结清扫术(如根治性喉切除术30.4)，不应再另编码相应的淋巴结切除。

第三条 骨髓或造血干细胞移植(41.0)应区分造血细胞来源(骨髓、造血干细胞、脐血干细胞)、自体或异体、是否伴净化，并附加编码(00.91～00.93)说明材料来源，具体见表4-41。

表4-41 骨髓或造血干细胞移植相关编码

移植物	来源	编码名称	编码
骨髓移植	自体	自体骨髓移植不伴净化	41.01
		自体骨髓移植伴净化	41.09
骨髓移植	异体	异体骨髓移植伴净化	41.02
		异体骨髓移植不伴净化	41.03
造血干细胞移植	自体	自体造血干细胞移植不伴净化	41.04
		自体造血干细胞移植伴净化	41.07
	异体	异体造血干细胞移植不伴净化	41.05
		异体造血干细胞移植伴净化	41.08
脐血干细胞移植		脐血干细胞移植	41.06

第四条 脾病损(部分)切除术(41.4)同时伴副脾切除，应同时编码41.93(副脾切除术)。

思考题

1.说明“淋巴手术”编码的分类轴心。

2.“骨髓或造血干细胞移植”编码时考虑的因素有哪些？

十一、消化系统手术(42～54)

第一条　此章包括食管、肠、阑尾、肛门的手术，肝脏、胆囊、胆道、胰腺的手术和疝的修补术；不包括口、咽部的手术(24～29)，疝手法复位(96.27)。

第二条　编码规则如下：

(一)开腹探查术及肠的端对端吻合术作为手术步骤时不应编码。

(二)腹腔镜手术中转开腹完成手术，应编码腹内的具体手术和腹腔镜检查(54.21)，腹腔镜中转剖腹探查术(54.11)仅用于未行腹内手术的探查术。

第三条　胃和食管内镜下治疗性操作应区分治疗目的，常见分类见表4-42。

表4-42　胃和食管内镜下治疗性操作相关编码

治疗目的	编码	编码名称
止血	42.33	食管出血控制，经内镜入路
止血	44.43	内镜下胃或十二指肠出血控制
静脉曲张	42.33	食管静脉曲张注射，经内镜入路
	43.41	经内镜的胃静脉曲张结扎术
息肉切除	42.33	内镜食管息肉切除术
	43.41	内镜下胃息肉切除术

第四条　肠息肉切除应区分入路和部位，常见分类见表4-43。

表4-43　肠息肉切除手术相关编码

入路	部位	编码	编码名称
内镜	大肠(结肠)	45.42	内镜下大肠息肉切除术
	直肠	48.36	直肠[内镜下的]息肉切除术
开腹	大肠(结肠)	45.41	大肠病损或大肠组织的局部切除术或破坏术
	直肠	48.36	直肠[内镜下的]息肉切除术

第五条　食管癌根治术。

(一)食管癌根治术应区分切除范围(部分/全部)、重建方式、根治性淋巴结清扫范围(颈、胸、腹)。食管切除术不区分入路(胸腔镜或直视手术)，均分类于42.41(部分切除)或42.42(全部切除)，未特指切除范围的食管切除术(42.40)不应使用。

(二)食管癌根治术重建消化道，在胸内行胃代食管吻合术编码于42.52(胸内食管胃吻合术)，制备管状胃的过程作为手术步骤不应编码。用结肠或空肠等重建消化道应同时编码非端对端的间置术(42.53～42.69)和肠部分切除用于间置术(45.51～42.52)。

(三)根治性淋巴结清扫术(40.59)应根据清扫范围另编码。

第六条　胃癌根治术应区分具体术式和切除范围(部分或全部)，不区分入路(腹腔镜或直视)。胃部分切除行食管-胃吻合术属于近端胃切除,编码于 43.5(胃部分切除伴食管胃吻合术)。根治性远端胃切除应根据不同重建方式编码,胃部分切除伴胃-十二指肠吻合术编码于 43.6(毕Ⅰ式);胃部分切除伴胃-空肠吻合术编码于 43.7(毕Ⅱ式),改良毕Ⅱ式手术的胃-空肠吻合术同时另编码 45.91(空肠-空肠端侧吻合)。

根治性全胃切除术包括对全胃、幽门下十二指肠、食管胃交界部、大网膜、受浸润的邻近组织的切除和淋巴结清扫,常行食管空肠吻合(Roux-en-Y)、食管-十二指肠等肠吻合重建,应同时编码 43.99(根治性胃切除术)及 40.59(根治性淋巴结清扫术)和受浸润的邻近组织切除术。

第七条 直肠癌根治术应区分入路、切除范围和重建方式。同时行子宫和/或膀胱切除术和根治性淋巴结清扫术应分别编码。具体见表 4-44。

表 4-44 直肠癌根治术不同术式及编码

手术名称	切除范围	入路	编码	编码名称	说明
Miles 手术	大部分乙状结肠,全部直肠肛管以及直肠系膜和所属血管,脂肪组织以及盆底筋膜和两侧腹膜,肛门周围 3～5 cm 的皮肤,皮下组织及全部肛门括约肌	腹腔镜	48.51	腹腔镜下腹会阴直肠切除术	切除肛门伴永久造口,适用于腹膜折返以下的手术,结肠造口术不应编码
		经腹会阴	48.52	开放性腹会阴直肠切除术	
Hartmann 手术	将肿瘤及其近远端肠段切除	经腹/腹腔镜	48.62	直肠前切除术同时伴结肠造口术	姑息手术,近端造口,远端封闭,结肠造口术不应编码
Dixon 手术	乙状结肠和直肠部分切除,直肠系膜全部切除;周围淋巴结清扫	经腹/腹腔镜	48.63	其他直肠前切除术	保肛和肛门括约肌,非低位直肠癌首选手术,适用于腹膜折返以上的肿瘤,另编码任何同时进行的非端对端吻合术(45.90,45.92～45.95)

第八条 痔的操作(49)按手术方式编码。痔的夹闭术作为痔切除术的常规步骤时不应编码。痔上直肠黏膜环形切除吻合术编码于 49.49,不应另编码 49.46(痔切除术)。

第九条 肝组织切除术应区分入路、术式和切除范围。肝病损或肝组织的其他未特指消融术(50.26)一般情况下不应使用。具体见表 4-45。

表 4-45 肝切除术不同入路和切除范围及编码

手术名称	切除范围	入路	编码	编码名称
肝切除术	病损	直视下	50.23	肝病损或肝组织的直视消融术
		经皮	50.24	肝病损或肝组织的经皮消融术
		经腹腔镜	50.25	肝病损或肝组织的腹腔镜下消融术
		其他	50.26	肝病损或肝组织的其他未特指消融术
肝切除术	病损	其他	50.29	肝病损的其他破坏术(烧灼、摘除、排空)
	部分	直视下/腹腔镜	50.22	部分肝切除术(包括肝楔形切除术)
	肝叶	直视下/腹腔镜	50.3	肝叶切除术(包括全肝叶切除术伴其他肝叶部分切除术)
肝切除术	全部	直视下/腹腔镜	50.4	全肝切除术

第十条 内镜逆行胰胆管造影术下行胆道梗阻或结石手术治疗时,临床应明确具体术式。内镜下壶腹和胆管扩张术编码于 51.84,内镜括约肌切开术和十二指肠乳头切开术编码于 51.85,内镜下鼻胆引流管置入编码于 51.86,内镜支架(管)置入胆管编码于 51.87,内镜去除胆管结石编码于 51.88。

第十一条 胆道系统结石去除应区分入路,其中直视或经皮入路应区分部位。具体见表 4-46。

表 4-46 胆道系统结石去除手术相关编码

入路	部位	编码	编码名称	说明
内镜下(腹腔镜、胆道镜)	胆囊	51.88	内镜去除胆管结石	51.10～51.11、52.13 不应编码
	胆管			
	胆总管			
直视	胆囊	51.04	其他胆囊切开术	
	胆管	51.49	其他胆管切开术,用于解除梗阻	
	胆总管	51.41	胆总管探查术,用于去除结石	
经皮	胆囊	51.88	内镜去除胆管结石	
	胆管	51.98	其他经皮胆管操作	通过原有的"T"管或其他管经皮胆管镜检查后去除结石,经皮胆管镜检查不应编码
	胆总管	51.96	经皮抽吸胆总管结石	

第十二条 根治性胰十二指肠切除手术(Whipple 手术 52.7)包括胰十二指肠、胃、空肠、胆总管部分切除并行胰腺-空肠、胆总管-空肠、胃-空肠吻合,同时清扫相应区域的淋巴

结。术中所切除的器官及吻合不应另编码，同时清扫的相应区域淋巴结应另编码于40.59(根治性淋巴结清扫)。

第十三条 疝修补术(53)应区分部位(腹股沟疝、股疝、脐疝、其他前壁疝、横膈疝)、入路、单/双侧、是否伴有假体/移植物(补片)。常见腹股沟疝修补术相关编码见表4-47。

表4-47 腹股沟疝修补术相关编码

腹股沟疝类型		伴有移植物或假体		不伴有移植物或假体
		腹腔镜	直视下	腹腔镜/直视下
单侧	直疝	17.11	53.03	53.01
	斜疝	17.12	53.04	53.02
	直疝和斜疝	17.11	53.05	53.01
双侧	直疝	17.21	53.14	53.11
	斜疝	17.22	53.15	53.12
	一侧直疝和一侧斜疝	17.23	53.16	53.13

思考题

1.“腹腔镜中转剖腹探查术(54.11)”何时可以使用？
2.试叙述“直肠癌根治术”的几种类型及对应编码。
3.“疝修补术”编码时明确的因素有哪些？

十二、泌尿系统手术(55～59)

第一条 此章包括肾、输尿管、膀胱、尿道手术。

第二条 膀胱镜下膀胱、前列腺止血时，应分别编码于57.93(膀胱出血控制)、60.94(前列腺出血控制)，同时进行的膀胱镜检查不应另编码。

第三条 泌尿系结石去除手术应区分手术入路、解剖部位，以及是否伴有碎石操作。输尿管支架去除编码于97.62(去除输尿管造口导管和输尿管导管)。具体见表4-48。

表4-48 泌尿系结石去除手术相关编码

入路	编码	编码名称	说明
经切开	55.01	肾切开术	
	55.11	肾盂切开术	
	56.2	输尿管切开术	同时编码59.8(输尿管支架置入)
	57.19	膀胱切开术	
	58.0	尿道切开术	

续表

入路	编码	编码名称	说明
经皮	55.03	经皮肾或肾盂造口术不伴碎裂术	同时进行的肾内镜检查、肾造口术，不应编码。
	55.04	经皮肾或肾盂造口术伴有碎裂术	
经尿道	56.0	经尿道输尿管肾盂梗阻去除	包括伴有或不伴有碎裂术
	57.0	经尿道膀胱清除术	
	58.6	非切开性去除尿道结石	
体外	98.51	肾、输尿管和/或膀胱体外冲击波碎石术	

第四条 肾的切除手术应区分解剖部位和入路。肾和输尿管同时切除编码于55.51（肾输尿管切除术），不应分别编码。全肾切除时，同时进行的其他周围组织的切除术应分别编码。具体见表4-49。

表4-49 肾切除术不同范围和入路及其编码

切除范围	编码	编码名称	另编码
肾病损切除	55.31	肾病损袋形缝合术（造袋术）	
	55.32	开放性肾病损切除术	
	55.33	经皮肾病损切除术	
	55.34	腹腔镜下肾病损切除术	
部分肾切除	55.4	部分肾切除术	同时进行的输尿管切除术（56.40～56.42）
全肾切除	55.51	肾输尿管切除（单侧）	任何同时进行的切除术：肾上腺（07.21～07.3），部分膀胱（57.6），淋巴结（40.3，40.25～40.59）
	55.52	残留肾切除术	
	55.53	移植肾切除术	
	55.54	双侧肾切除术	

第五条 经皮肾（肾盂）抽吸术应区分手术目的，治疗性抽吸编码于55.92[经皮肾（肾盂）抽吸]，诊断性抽吸编码于55.23[闭合性（经皮）（针吸）肾活组织检查]。

肾囊肿治疗性抽吸同时注射硬化剂（无水乙醇等），应分别编码55.92（经皮肾或肾盂抽吸）、55.96（其他治疗性物质注入肾）。

第六条 输尿管切除（56.4）应区分输尿管瘘管切除术（56.84）和肾输尿管切除术（55.51～55.54），同时进行的非端对端的吻合术（56.51～56.79）应另编码。

第七条 膀胱造口术应区分手术入路，经皮耻骨上膀胱造口编码于57.17。膀胱造口术和膀胱切开术作为手术入路时不应编码。

第八条 全膀胱切除术应明确切除范围和同时进行的尿流改道及重建。

根治性膀胱切除术同时伴有邻近器官切除时应注意区分性别。男性患者行根治性膀胱切除术同时伴有直肠切除术，应分别编码 57.71（根治性膀胱切除术）和 48.4～48.6（直肠切除术）。女性患者行根治性膀胱切除术同时切除卵巢、输卵管、子宫、阴道（伴乙状结肠和直肠去除）应编码于 68.8（盆腔脏器去除术），不应再编码 57.71（根治性膀胱切除术）。具体切除范围见表 4-50。

表 4-50　膀胱切除术相关编码

编码	编码名称	切除范围	另编码
57.71	根治性膀胱切除术	男性：膀胱、前列腺、精囊、尿道和脂肪 女性：膀胱、尿道、脂肪	淋巴结清扫术（40.3，40.5） 尿路转流术（56.51～56.79） 膀胱重建术（57.87）
57.79	其他全膀胱切除术		

全膀胱切除同时进行的尿流改道和重建，根据转流部位分类。

膀胱重建术（又称回肠代膀胱术）应另编码同时进行的肠段切除术（45.5）。具体见表 4-51。

表 4-51　尿路转流术相关编码

编码	编码名称		另编码
56.51	尿路外转流	皮肤的输尿管-回肠造口	
56.61		其他皮肤输尿管吻合口的建造	
56.71	尿路内转流	尿路转流至肠	同时进行的结肠造口术（46.10～46.13）
57.87	膀胱重建术	肠部分切除术（45.50～45.52）	

第九条　尿道异物取出应区分手术入路。手术切开去除异物编码于 58.0（尿道切开术），内镜下去除异物编码于 58.6（尿道扩张），非手术性去除异物编码于 98.19（尿道管内异物不切开去除）。

第十条　膀胱/尿道裂伤修补术（57.81/58.41）应与产科的膀胱和尿道裂伤修补术（75.61）相区分。

思考题

1.“肾的切除手术”编码时需要明确的因素有哪些？

2.“根治性膀胱切除术”的切除范围如何确定？

十三、男性生殖器官手术（60～64）

第一条　此章包括前列腺、精囊、阴囊、睾丸鞘膜、睾丸、精索、附睾、输精管和阴茎的手术，不包括男性会阴的手术（86）及男性尿道和尿道球腺手术（58）。

第二条　前列腺切除术分类时需首先确定切除范围，为病损切除、部分切除、全部切除还是根治性切除；若为部分或全部切除，还需明确手术入路，如经尿道、耻骨上、耻骨后等。

第三条 睾丸鞘膜积液切除伴翻转术，编码于61.2(睾丸鞘膜积液切除术)。阴囊和睾丸鞘膜的其他修补术(61.49)用于非睾丸鞘膜积液切除手术的鞘膜修补。经皮睾丸鞘膜抽吸术(61.91)用于较小的水囊肿。

第四条 根治性双侧睾丸切除术(伴附睾切除术)编码于62.4(双侧睾丸切除术)，同时进行的淋巴结清扫术(40.3，40.5)应另编码。同一次手术中去除双侧睾丸编码于62.41，残留或孤立睾丸的去除编码于62.42。

第五条 睾丸固定术(62.5)包括睾丸扭转的矫正和复位，不应另编码63.52(睾丸或精索扭转的复位术)。

思考题

1.分析“前列腺手术”的编码分类轴心。

十四、女性生殖器官手术(65～71)

第一条 此章包括内生殖器(卵巢、输卵管、子宫、阴道)、外生殖器及子宫支持组织的手术。子宫、阴道和外生殖器的裂伤修补术应区别于分娩时导致的近期产科裂伤修补术。

第二条 卵巢手术和输卵管手术(65～66)。

(一)卵巢癌根治术、卵巢癌减灭术应根据具体手术切除范围分别编码。

(二)女性盆腔粘连松解术应明确粘连松解的具体部位。卵巢和输卵管粘连松解术编码于65.8，盆腔粘连松解术编码于54.59(腹膜粘连的其他松解术)。

(三)单/双侧输卵管全部切除术(66.4/66.5)同时伴有同侧卵巢的切除，编码于65.4/65.6(单/双侧输卵管-卵巢切除术)，不应分别编码。

(四)输卵管异位妊娠切除输卵管手术编码于66.62(输卵管切除术伴去除输卵管妊娠)，不应编码于66.4(单侧输卵管全部切除术)。

第三条 子宫颈手术和子宫手术(67～68)。

(一)子宫颈锥形切除术应区分切除方式：子宫颈锥形切除术编码于67.2(子宫颈锥形切除术)，子宫颈锥形电切术编码于67.32(子宫颈病损烧灼破坏术)，子宫颈冷冻锥形切除术编码于67.33(子宫颈病损冷冻破坏术)。

(二)子宫活组织检查分为开放性(68.13)、闭合性(68.16)，其中闭合性子宫活组织检查包括经腹腔镜和经宫腔镜入路的子宫活检。

(三)子宫切除手术应区分手术的范围(次全/全部/根治性)和入路(经腹/经阴道)。任何同时进行的输卵管和卵巢切除(65.31～65.64)及淋巴结清扫术(40.3、40.5)等应分别编码。

(四)女性全盆腔廓清术编码于68.8(盆腔脏器去除术)，包括卵巢、输卵管、子宫、阴道、膀胱和尿道去除(伴乙状结肠和直肠去除)，上述提及的组织器官切除不应再分别编码。任何同时进行的结肠造口术(46.12～46.13)、淋巴结清扫术(40.3,40.5)、尿路转流术(56.51～56.79)应分别编码。

第四条 刮宫术分为子宫扩张和刮宫术(69.0)及抽吸刮宫术(69.5),编码时应区分刮宫的方法和治疗目的。分段诊断性刮宫应同时编码于69.09(其他扩张和刮宫术)和67.11(子宫颈内活组织检查)。具体见表4-52。

表4-52 刮宫术相关编码

治疗目的	子宫扩张和刮宫术		抽吸刮宫术	
	编码	编码名称	编码	编码名称
用于终止正常妊娠	69.01	扩张和刮宫术,用于终止妊娠	69.51	抽吸刮宫术,用于终止妊娠
用于分娩或流产后	69.02	分娩或流产后的扩张和刮宫术	69.52	分娩或流产后抽吸刮宫术
用于诊断等	69.09	其他扩张和刮宫术	69.59	其他抽吸刮宫术

第五条 盆腔器官脱垂修补术,应区分手术方式、部位,是否伴有移植物或假体。使用移植物或假体进行的子宫阴道前后壁脱垂修补术,应编码于70.53(用移植物或假体的膀胱膨出和直肠膨出修补术);同时根据移植物或假体不同,附加编码生物移植物的置入术(70.94)/人造移植物或假体的置入术(70.95)。

第六条 前庭大腺(巴氏腺)囊肿手术应区分术式。前庭大腺(巴氏腺)囊肿切开引流术编码于71.22[巴氏腺(囊肿)切开术],单纯抽吸前庭大腺(巴氏腺)囊肿编码于71.21[经皮巴氏腺(囊肿)抽吸术]。

思考题

1.分析“子宫手术”的编码分类轴心。

2.说明如何编码“刮宫术”。

十五、产科操作(72～75)

第一条 此章包括产科相关的产钳术、真空吸引术、引产术、剖宫产术等。当胎儿在母体时,对胎儿及羊膜所实施的手术操作分类于此章。

第二条 产钳术伴有外阴切开时应合并编码于72.1～72.3。产钳助产失败后行剖宫产娩出胎儿,剖宫产术(74.0～74.2)作为主要手术编码,同时编码73.3(产钳助产失败)。

第三条 引产应明确具体目的。为分娩的引产分类于73(其他引产或助产操作),为流产的引产分类于75.0。药物引产用于产程开始前诱发宫缩编码于73.4(药物引产),产程开始后为加强宫缩的药物引产不应编码。人工破膜用于产程开始前诱发宫缩编码于73.01(人工破膜引产),进入产程后行人工破膜加强宫缩编码于73.09(分娩时人工破膜)。

第四条 剖宫产同时伴其他手术时,剖宫产术(74.0～74.2)作为主要手术编码,其他手术(子宫切除术、子宫肌瘤切除术、绝育等)应分别编码。

剖宫产同时因胎盘滞留或粘连实施的手取胎盘应另编码 75.4（手法取出滞留的胎盘）。

通过子宫切开方式将不具备生存能力的胎儿或死胎取出终止妊娠编码于 74.91（子宫切开终止妊娠）。

第五条 催产素激惹试验属于对胎儿的操作，用于产前诱导宫缩，观察有宫缩情况下胎儿储氧能力，编码于 75.35。

第六条 子宫及阴道、会阴裂伤修补（缝合）术应区分裂伤的时间和原因（近期产科、陈旧性产科、损伤导致）。近期产科裂伤分类于此章，外阴侧切裂开后二期缝合编码于 75.69。具体见表 4-53。

表 4-53 近期产科裂伤相关编码

部位	近期产科裂伤		损伤导致		其他裂伤	
	编码	编码名称	编码	编码名称	编码	编码名称
会阴或外阴裂伤	75.69	会阴或外阴产科裂伤修补术	71.71	外阴或会阴裂伤缝合术	71.79	外阴或会阴陈旧性产科裂伤修补术
阴道裂伤		阴道产科裂伤修补术	70.71	阴道裂伤缝合术	70.79	阴道陈旧性产科裂伤修补术
宫颈裂伤	75.51	子宫颈近期产科裂伤修补术	67.61	子宫颈裂伤缝合术	67.69	子宫颈陈旧性产科裂伤修补术
子宫体裂伤	75.52	子宫体近期产科裂伤修补术	69.41	子宫裂伤缝合术	69.49	子宫陈旧性产科裂伤修补术
子宫裂伤	75.50	子宫近期产科裂伤修补术（未指出具体修补的部位，一般情况下不应使用）				

思考题

1.“剖宫产术”的编码规则是什么？

十六、肌肉和骨骼系统手术（76～84）

第一条 此章包括骨的切开术、切除术和切断术，骨折和脱位复位术，关节结构的切开、切除、修补、整形手术，肌、腱、筋膜和黏液囊手术等；不包括一些特殊部位的骨手术，如颅骨（01.01～02.99）、鼻骨（21.00～21.99）、副鼻窦（22.00～22.9）、椎骨骨折的复位术（03.53）。

第二条 编码规则如下：

（一）除编码规则中明确应省略的编码（如胸部手术的附带胸骨切开术、椎间盘置换术的椎间盘切除术等），常规的手术步骤也应省略编码（如手术中常规的探查术、涉及关节结构手术的关节囊切开和缝合术、肿物切除时与周围组织的分离松解术等）。

（二）未特指手术（如骨损伤的未特指手术 79.9）不允许填报，未特指部位的手术（如未特指部位的骨移植术 78.00）一般情况下不允许填报。

（三）骨折固定术应区分入路（闭合、开放）和术式（复位、固定方式）。具体见表 4-54。

表 4-54　骨折固定术相关编码

<table>
<tr><th colspan="3">术式/入路</th><th>编码</th><th>编码名称</th></tr>
<tr><td colspan="2" rowspan="2">骨折不伴复位</td><td>内固定</td><td>78.5</td><td>骨内固定不伴骨折复位术</td></tr>
<tr><td>外固定</td><td>93.4/93.5</td><td>夹板、石膏绷带、牵引</td></tr>
<tr><td rowspan="5">骨折伴复位</td><td rowspan="2">闭合</td><td>不伴内固定</td><td>79</td><td>骨折闭合性复位术不伴内固定</td></tr>
<tr><td>伴内固定</td><td>79.1</td><td>骨折闭合性复位术伴内固定</td></tr>
<tr><td rowspan="3">开放</td><td>不伴内固定</td><td>79.2</td><td>骨折开放性复位术不伴内固定</td></tr>
<tr><td>伴内固定</td><td>79.3</td><td>骨折开放性复位术伴内固定</td></tr>
<tr><td>外固定装置</td><td>78.1</td><td>使用外固定器装置</td></tr>
</table>

（四）临床软组织手术编码应区分肌、腱、筋膜、黏液囊手术（82、83）与皮肤和皮下组织手术（86）。肌、腱和筋膜的手术应区分手（82）和其他部位（83），诊断性操作（83.2）不区分手和其他部位。

第三条 骨切开术（77）包括临床的死骨去除，骨的开窗、钻孔、引流，骨的楔形截骨、骨切断和切除等。具体见表 4-55。

表 4-55　骨切开术相关编码

<table>
<tr><th>手术名称</th><th>编码</th><th>编码名称</th><th>说明</th></tr>
<tr><td>死骨去除术</td><td>77.0</td><td>死骨切除术</td><td>部位按共用细目 0～9</td></tr>
<tr><td>骨（开窗、钻孔、切开）引流术、骨切开减压术</td><td>77.1</td><td>骨其他切开不伴切断术</td><td>部位按共用细目 0～9</td></tr>
<tr><td>楔形截骨术</td><td rowspan="2">77.2</td><td rowspan="3">楔形骨切开术</td><td rowspan="2">部位按共用细目 0～9</td></tr>
<tr><td>跗外翻矫形术（第一跖骨楔形切开术）</td></tr>
<tr><td>骨切断（切开）术</td><td>77.51</td><td>不应另编码楔形切开术</td></tr>
<tr><td rowspan="2">胸骨切开术（胸部手术的附带切开）</td><td>77.3</td><td rowspan="2">其他骨切断术</td><td>部位按共用细目 0～9</td></tr>
<tr><td>77.31</td><td>手术入路省略编码</td></tr>
</table>

第四条 骨移植术（78.0）同时伴有骨移植部位的清创术（去除硬结的、纤维化或坏死的骨或组织），不应另编码骨移植部位的清创术。自体骨移植时，应同时编码任何为了移

植术的骨切除(77.70～77.79)。

举例:胫骨骨折术后骨不连,施行坏死骨去除、髂骨取骨、胫骨植骨术。

主要编码:胫骨植骨术(78.07)。

其他编码:髂骨切除术取骨用作移植物(77.79)。

省略编码:胫骨死骨切除术(77.07)。

第五条 肢体延伸术(78.3)包括骨切开术和骨移植术,不应分别编码;同时使用的外固定装置(78.10～78.19)和外固定装置的类型(84.71～84.73)应另编码。

第六条 髋关节置换包括髋关节置换术(全部/部分)、髋关节表面置换术及髋关节置换修复术,编码应区分具体术式和部位。当同时进行双侧髋关节置换(翻修)时,双侧应分别编码。81.53(髋关节置换修正术)未指出置换髋关节的成分,一般情况下不应使用。具体见表4-56。

表4-56 髋关节置换术相关编码

手术名称	范围	编码	编码名称	另编码
髋关节置换术	全部	81.51	全部髋关节置换术	轴面类型(00.74～00.78)
	部分	81.52	髋关节部分置换术	
髋关节置换翻修术(修复术)	全部	00.70	髋关节置换修复术,髋臼和股骨成分	填充物(水泥)(关节)去除(84.57);轴面类型(00.74～00.78)
	部分	00.71	髋关节置换修复术,髋臼成分	轴面类型(00.74～00.78)
		00.72	髋关节置换修复术,股骨成分	
髋关节置换翻修术(修复术)	部分	00.73	髋关节修复术伴髋臼衬垫和/或股骨头置换	轴面类型(00.74～00.78)
髋关节表面置换术	全部	00.85	髋关节表面置换术,全部,髋臼和股骨头	
	部分	00.86	髋关节表面置换术,部分的,股骨头	
		00.87	髋关节表面置换术,部分的,髋臼	

第七条 脊柱融合术(81.00～81.08)应区分融合的部位和入路。同时进行的任何椎体融合装置置入(84.51)、任何重组骨形态形成蛋白的植入(84.52)、为移植进行的自体骨切除(77.70～77.79)、融合椎骨的总数(81.62～81.64)应另编码。同时进行的骨移植术和内固定术应省略编码。具体见表4-57。

表 4-57　不同入路和部位脊柱融合术相关编码

部位	入路	编码	编码名称
寰-枢脊柱融合	前入路、后入路、经口	81.01	寰-枢脊柱融合
其他颈(椎)融合	前路(前柱)	81.02	前柱其他颈(椎)融合，前路法
	后路(后柱)	81.03	后柱其他颈融合，后路法
背和背腰融合	前路(前柱)	81.04	前柱背和背腰融合，前路法
	后路(后柱)	81.05	背和背腰(脊柱)融合，后路法
腰和腰骶部融合	前路(前柱)	81.06	前柱腰和腰骶部融合，前路法
	后路(后柱)	81.07	后柱腰和腰骶部融合，后路法
	后路(前柱)	81.08	前柱腰和腰骶部融合，后路法

第八条　非融合的脊柱手术。

(一)椎间盘切除(80.51)伴同一水平的椎板切除减压(神经根松解)术时，不应编码03.09(椎板切除减压术)；非同一水平的椎间盘切除(80.51)和椎板切除减压术(03.09)应分别编码。

(二)椎骨椎弓根钉内固定术不伴复位编码于78.59(椎弓根钉内固定)，椎骨骨折伴复位的内固定术编码于03.53(脊椎骨折复位术)。

第九条　膝关节手术应区分具体手术部位和术式，不区分单、双侧和入路(关节镜或直视下)，双侧膝关节手术可分别编码。

膝关节修补术应根据关节的具体手术部位编码，膝关节三联修补术(81.43)和膝五合一修补术(81.42)已包含的术式不应再分别编码。具体见表4-58。

表 4-58　膝关节修补术相关编码

编码	编码名称	说明
80.6	膝半月板切除术	内侧半月板切除术＋前交叉韧带修补(重建)术
81.45	交叉韧带的其他修补术	
81.43	膝关节三联修补术	内侧半月板切除术＋前交叉韧带修补术＋内侧副韧带修补术
81.42	膝五合一修补术	内侧半月板切除术＋内侧副韧带修补术＋股内侧肌徙前术＋半腱肌徙前术＋鹅足转移术

第十条　微创治疗椎体压缩性骨折，经皮椎体成形术(PVP)编码于81.65，经皮椎体后凸成形术(PKP)编码于81.66，上述两种术式均不应编码同时进行的骨水泥注入。

思考题

1.说明“骨折固定手术”的编码分类轴心。

2.“脊柱融合术”编码时的注意事项有哪些？

十七、体被系统手术(85～86)

第一条 此章包括乳房手术(85)、皮肤和皮下组织手术(86)。在手术及操作分类中，体被系统是指覆盖人体表面的所有组织。皮肤和皮下组织手术包括毛囊、男性会阴、指(趾)甲、皮脂腺、皮下脂肪垫、汗腺、表浅凹窝等部位的手术，不包括肛门(49.01～49.99)、乳房(乳房切除术部位)(85.0～85.99)、耳(18.01～18.9)、眉(08.01～08.99)、眼睑(08.01～08.99)、女性会阴(71.01～71.9)、唇(27.0～27.99)、鼻(21.00～21.99)、阴茎(64.0～64.99)、阴囊(61.0～61.99)、外阴(71.01～71.9)等部位的手术。

第二条 乳房手术(85)包括乳房及已切除乳房部位的再次手术(修复术)，不区分男女。乳房手术切除应区分单、双侧和手术范围。具体见表4-59。

表4-59 乳房手术相关编码

部位/范围		编码	编码名称
不区分单、双侧	病损(局部)	85.21	乳房病损局部切除术
	象限	85.22	乳房象限切除术
	次全	85.23	乳房次全切除术
单侧	单纯乳房	85.41	单侧单纯乳房切除术
	单纯乳房＋区域性淋巴结	85.43	单侧扩大的单纯乳房切除术
	乳房＋胸大肌＋区域性淋巴结(腋、锁骨、锁骨上)	85.45	单侧根治性乳房切除术
	乳房＋肌＋淋巴结(腋窝、锁骨、锁骨上、乳房内和纵隔)	85.47	单侧扩大根治性乳房切除术
双侧	单纯乳房	85.42	双侧单纯乳房切除术
	单纯乳房＋区域性淋巴结	85.44	双侧扩大的单纯乳房切除术
	乳房＋胸大肌＋区域性淋巴结(腋、锁骨、锁骨上)	85.46	双侧根治性乳房切除术
	乳房＋肌＋淋巴结(腋窝、锁骨、锁骨上、乳房内和纵隔)	85.48	双侧扩大根治性乳房切除术

第三条 皮肤及皮下组织清创术分为切除性清创术(86.22)和非切除性清创术(86.28)。切除性清创术伴有缝合时，缝合术不应编码；开放性深部组织损伤(如骨、血管、神经、肌腱等损伤)手术，同时进行的清创缝合术不应编码。

临床仅对损伤部位进行的刷洗、冲洗术(高压下)、擦洗、洗涤，以及通过水刀(喷射)的方法去除坏死组织、坏死物和腐肉等，才允许编码于86.28(非切除性清创术)。

第四条 皮肤和皮下组织移植时，临床应明确描述游离皮肤(皮片)移植与皮瓣移植。具有血液供应的皮肤及皮下组织的皮瓣移植，编码于86.7；游离皮肤(皮片)移植，编码于86.6。

游离皮肤移植(86.6)临床应明确描述移植的具体部位(手或其他部位)、移植物类型(异体、同种、人造皮肤)和切取皮片厚度(刃厚、中厚和全厚)。自体皮肤移植时,取皮不应编码。

皮瓣移植术应以带蒂皮瓣或皮瓣移植物附着术的部位(受区)为主要编码,手的带蒂皮瓣或皮瓣移植物附着术编码于 86.73,其他部位的带蒂皮瓣或皮瓣移植物附着术编码于 86.74。带蒂皮瓣或皮瓣移植物的切割术和修补术(86.71)及前徙术(86.72)作为皮瓣制备过程(供区)应另编码。

当肢(指)离断时,临床应明确离断面是否伴有组织缺损,不伴有组织缺损,仅为覆盖截断残端而预留皮肤组织的缝合,不应编码于皮瓣移植。

思考题

1.分析"乳房手术"的编码分类轴心。

2."游离皮肤移植(86.6)"编码时注意事项有哪些?

十八、各种诊断性和治疗性操作(87～99)

第一条 此章包括诊断放射学和相关技术、物理治疗、呼吸治疗、康复和相关操作、非手术插管术和冲洗术、非手术去除异物或结石、治疗性物质的注射和输注等。

第二条 填报此章编码时,应遵守本规范第四章手术及操作填报的第四十八条常规需要填报的操作、第四十九条无须填报的常见操作。

第三条 呼吸治疗填报应区分侵入性(经气管内插管或气管造口)持续性机械通气(96.71～96.72)和非侵入性机械通气(无创)(93.90～93.99)。住院期间两种操作均进行时,应先填报侵入性机械通气,再填报非侵入性机械通气。

(一)侵入性(经气管内插管或气管造口)持续性机械通气应另编码 96.04(气管内插管)和/或 31.1～31.29(气管造口术)。与本次住院相关且作为一个医疗过程的门诊、急诊实施的气管内插管和气管造口术,可以作为其他操作编码填报。

(二)侵入性(经气管内插管或气管造口)持续性机械通气按通气时间编码,小于 96 小时编码于 96.71,大于等于 96 小时编码于 96.72,多次通气时间可合并计算。具体见表 4-60。

表 4-60 侵入性机械通气相关情况

侵入性机械通气	通气情况	开始时间	结束时间
气管内插管	住院期间的持续性机械通气	气管内插管时间	以置入管拔除时间为止
	插管在住院前就存在,未拔管出院(转院)	住院开始时间	以出院(转院)时间为止
	气管内插管,随后行气管造口	气管内插管时间	以机械性通气设备关闭时间为止

续表

侵入性机械通气	通气情况	开始时间	结束时间
气管造口术	住院期间的持续性机械通气	机械性通气开始时间	以机械性通气设备关闭时间为止
	气管造口在住院前就存在，出院(转院)时未脱机	住院开始时间	以出院(转院)时间为止

第四条 支气管肺泡灌洗分类应区分目的。支气管和气管的非手术性冲洗和清洁编码于96.56(支气管和气管的其他灌洗)，诊断性支气管肺泡灌洗(diagnostic bronchoalveolar lavage, BAL)编码于33.24，全肺灌洗编码于33.99。

第五条 皮下、肌内、静脉内给药用于局部或全身治疗编码于(99.1～99.2)。例如，血栓溶解药的输注(99.10)、癌瘤化学治疗物质输注(99.25)等。具体见表4-61。

表4-61 注射给药相关编码

分类	编码	编码名称	说明
血栓溶解药	99.10	血栓溶解剂的注射或输注	填报溶栓药物：阿替普酶、阿尼普酶、瑞替普酶、链激酶、替奈普酶、TPA(组织多肽抗原)、尿激酶等；省略抗凝药物：阿司匹林、华法林等
肿瘤化学治疗药物	99.25	化学物质栓塞	不包括化学治疗物质植入00.10
		静脉注射化疗药物	如果采用血脑屏障破坏术需附加编码00.19
		化疗药物灌注	另编码灌注的部位，如肾局部灌注55.95、肝局部灌注50.93

思考题

1.试叙述"呼吸治疗"的操作分类及对应编码。

参考文献

[1]金敏，张静.国际疾病分类实践应用[M].长沙：中南大学出版社，2022.
[2]宋萍.国际疾病分类实操技巧案例集[M].北京：人民卫生出版社，2022.
[3]肖兴政.病案首页大数据分析与应用[M].北京：人民卫生出版社，2021.

第二篇

临床各专业填写规则及案例分析

第五章

心血管专业

一、心肌梗死

(一)急性心肌梗死分类轴心是双轴心,编码 I21.0～I21.3,轴心是心肌发病的位置,整个 I21 轴心是透壁性和非透壁性;不能一味地选择 I21.9(急性心肌梗死)作为主要诊断。

【案例与描述】患者因发作性胸痛 5 天入院。患者入院检查后诊断为急性心肌梗死(下壁),患者家属要求保守治疗,治疗后患者症状减轻出院。

临床诊断:急性心肌梗死。

疾病分类诊断及编码:下壁急性透壁性心肌梗死(I21.1)。

解释:I21.9(急性心肌梗死)指未特指的心肌梗死,不规范也不利于后期病例检索;心肌梗死一般为透壁性的,若为非透壁性的(心内膜下)医生会告知。

(二)I23(急性心肌梗死后的某些近期并发症)不能单独使用,要以 I21～I22 作为主要诊断;它是为了说明 I21～I22 的近期并发症,I23 作为补充编码。

【案例与描述】患者以急性广泛前壁性心肌梗死入院,当晚病情加重,出现心室壁破裂,经心肺复苏无效后被宣布死亡。

临床诊断:心室壁破裂;急性心肌梗死。

疾病分类诊断及编码:急性广泛前壁性心肌梗死(I21.0);急性心肌梗死后心脏破裂(I23.3)。

解释:虽然这些情况是较心肌梗死更严重的并发症,但这些情况只是为了说明 I21～I22(心肌梗死)所伴随的情况,故还是要选择心肌梗死作为主要诊断。

(三)陈旧性心肌梗死(I25.2)是指已经治愈的心肌梗死,近期没有症状;故当患者存在缺血性心脏病症状时,不应使用 I25.2。

【案例与描述】患者因心肌梗死植入支架治疗 2 年余,再次因胸部疼痛住院,住院后诊断为新发急性前壁性心肌梗死,给予对症治疗。

临床诊断:急性前壁性心肌梗死;陈旧性心肌梗死。

疾病分类诊断及编码:急性前壁性心肌梗死(I21.0)。

二、心力衰竭

(一)当心力衰竭同时伴有高血压心脏病(I11)或高血压心脏和肾脏病(I13)的情况时,应采用合并编码,同时将心力衰竭的类型或程度作为附加编码说明。

【案例与描述】患者既往患高血压性心脏病15年，本次因急性左心衰竭入院，保守治疗后病情平稳出院。

临床诊断：急性左心衰竭；高血压性心脏病；高血压3级。

疾病分类诊断及编码：高血压性心脏病伴心力衰竭(I11.0)；急性左心衰(I50.1)。

(二)当患者存在多个可导致心力衰竭的疾病且病因不明确，住院治疗时，以心力衰竭作为主要诊断。

【案例与描述】患者喘憋不能平卧，伴胸闷及左肩背部酸痛、大汗。急诊入院后完善相关检查，经会诊，患者目前存在急性左心衰竭、低钾血症且基础病较多，但本院医疗条件无法满足患者诊治条件，患者家属强烈要求转至专科医院治疗，充分告知后同意出院。

临床诊断：急性左心衰竭；阵发性房扑、房颤；肺部感染；低钾血症。

疾病分类诊断及编码：急性左心衰竭(I50.1)；低钾血症(E87.6)；阵发性心房颤动(I48.0)；心房扑动(I48.9)。

(三)手术操作后的心力衰竭分类在循环系统的操作后疾患(I97.-)中，分类至I50.-。

【案例与描述】患者因风湿性二尖瓣狭窄行二尖瓣置换术，术中顺利，术后出现急性心力衰竭，经相应治疗后病情好转出院，两周后复诊。

临床诊断：风湿性二尖瓣狭窄；急性心力衰竭。

疾病分类诊断及编码：风湿性二尖瓣狭窄(I05.0)；手术后心力衰竭(I97.1)。

(四)分娩过程中或产科手术操作后的心力衰竭分类于产科手术和操作的其他并发症(O75.4)。

【案例与描述】患者因39W+6(39周+6天)计划分娩入院，分娩期间心功能Ⅲ级，脐带绕颈，行子宫下段剖宫产术，过程顺利。现子宫复旧良好，予以出院。

临床诊断：心功能Ⅲ级；妊娠39W+6，G1P1；活男婴；手术分娩；脐带绕颈。

疾病分类诊断及编码：分娩伴心力衰竭(O75.4)；脐带绕颈(O69.1)；单胎分娩(Z37.0)。

(五)新生儿的心力衰竭分类起源于围生期的心血管疾患(P29.0)。

【案例与描述】新生儿出生2天，因肺炎、急性心功能不全入院。经相应治疗后病情稳定出院。

临床诊断：新生儿吸入性肺炎；心功能Ⅱ级。

疾病分类诊断及编码：新生儿吸入性肺炎(P24.9)；新生儿心力衰竭(P29.0)。

三、风湿性心脏病

定义：风湿性心脏病简称风心病，是由于风湿热活动累及心脏瓣膜而造成的心脏瓣膜病变，表现为二尖瓣、三尖瓣、主动脉瓣中有一个或几个瓣膜狭窄和/或关闭不全。临床上瓣膜狭窄或关闭不全常同时存在，但常以一种为主。

规则：当风湿性心脏病为联合瓣膜病时，应使用类目I08相应亚目作为主要编码，具体瓣膜情况分别作为附加编码体现。

【案例与描述】患者因"发现心脏杂音"入院，确诊为风湿性联合瓣膜病，行二尖瓣生物瓣膜置换术。

临床诊断：风湿性心脏病；联合瓣膜病；二尖瓣狭窄，关闭不全；主动脉瓣关闭不全；三尖瓣关闭不全……

疾病分类诊断及编码：二尖瓣狭窄伴关闭不全伴主动脉瓣及三尖瓣关闭不全(I08.3)；二尖瓣狭窄伴有关闭不全(I05.2)；风湿性主动脉瓣关闭不全(I06.1)；三尖瓣关闭不全(I07.1)。

手术操作分类及编码：二尖瓣生物瓣膜置换术(35.23)。

四、心脏起搏装置的置入或置换

(一)心脏起搏装置的置入或置换。

定义：心脏起搏器置入术是指人工植入心脏起搏器，用特定频率的脉冲电流，经过导线和电极刺激心脏，代替心脏的起搏点带动心脏搏动的治疗方法，是治疗不可逆的心脏起搏传导功能障碍的安全有效方法，特别是治疗重症慢性心律失常。人工心脏起搏系统主要包括两部分：脉冲发生器和电极导线(常将脉冲发生器称为起搏器)。

心脏起搏器根据功能类型分为：①单腔起搏器：起搏电极导线植入心房或心室。②双腔起搏器：起搏电极导线植入心房和心室。③多腔起搏器：如三腔起搏器(双心房单心室或单心房双心室)或四腔起搏器(双心房和双心室)。此时，起搏电极导线除常规植入右心房和右心室外，通常尚需通过心脏静脉植入电极导线，分别起搏左心房和/或左心室。

规则：永久性心脏起搏器置入，其单腔起搏编码于37.81；有频率应答功能的单腔起搏编码于37.82；有、无频率应答功能的双腔起搏均编码于37.83；同时有导线的置入要附加编码37.71～37.74。

【案例1】左锁骨下静脉穿刺，分别置入心房、心室电极，心房电极定位于右心房……心室电极定位于右室流出道间隔部……连接心脏起搏器，起搏器工作正常，起搏器埋藏于胸大肌前皮下组织，逐层缝合皮肤及皮下组织。

手术操作名称：永久性心脏起搏器置入术。

手术操作分类及编码：双腔永久性起搏器置入术(37.83)；首次经静脉入心房和心室置入导线电极(37.72)。

【案例2】局部麻醉后于左侧胸三角间沟切开皮肤，分离头静脉，送入心室电极固定于右室间隔中部……将脉冲发生器埋藏于胸部皮下组织中的囊袋中……将心室电极与脉冲发生器连接固定，起搏器工作良好。所用起搏器为MEDTRONIC SESRO1。

手术操作名称：埋藏式心脏起搏器置入术。

手术操作分类及编码：永久性单腔起搏器置入术，节律反应(37.82)；首次经静脉入心室置入导线电极(37.71)。

(二)心脏起搏器置换术，置换单腔起搏器编码于37.85；置换有频率应答功能的单腔起搏器编码于37.86；置换双腔起搏器(有无频率应答功能)编码于37.87。

如果同时有导线的置换，要附加编码 37.76；实际工作中常见仅置换心脏起搏器（脉冲发生器），故无须附加编码 37.76。

【案例与描述】局部麻醉后于左侧原囊袋上方切开皮肤，打开囊袋，分离旧起搏器与原心房、心室电极，原电极光洁度好，测试心房电极起搏阈值 0.6 V，心肌阻抗 970 Ω，P 波振幅 3.0 mV，心室电极起搏阈值 1.1 V，心肌阻抗 1155 Ω，R 波振幅 10.8 mV，均符合要求；打开新起搏器，将原心房、心室电极与新起搏器连接，固定，埋藏于原囊袋中，新起搏器工作良好……

手术操作名称：双腔心脏起搏器置换术。

手术操作分类及编码：双腔永久起搏器置换术（37.87）。

（三）三腔起搏器（双心室起搏）置入术即心脏再同步化治疗（cardiac resynchronization therapy，CRT），其中再同步化治疗没有自动除颤功能（CRT-P）编码于 00.50，再同步化治疗同时有自动除颤功能（CRT-D）编码于 00.51。

【案例与描述】……穿刺左锁骨下静脉……选择左室后侧静脉作为靶静脉，将左室四极电极经冠状静脉窦固定于左室后侧静脉内……置入心房电极，心房电极定位于右心耳，心室电极主动固定于右室心尖部……连接 CRT-D，置入皮下组织囊袋中，逐层缝合皮下组织及皮肤，无菌敷料包扎。应用程控器打开 VF、VT 检测功能，并依次设定 VT、FVT 及 VF 诊断及 ATP 除颤治疗参数，CRT-D 工作正常，安返病房。

手术操作名称：CRT-D 置入术。

手术操作分类及编码：心脏再同步除颤器置入术（00.51）。

（四）暂时性经静脉心脏起搏器系统的置入编码于 37.78，手术中或术后即刻使用临时心脏起搏器编码于 39.64。

【案例与描述】……穿刺右股静脉，将临时起搏器电极沿下腔静脉至右心房至手术过程：右心室，起搏器电极置于室间隔右室面，体外连接临时起搏器试工作正常，起搏频率 60 次/分，心电图可见起搏信号，体外予以缝线固定临时起搏器备用。

手术操作名称：心脏临时起搏器置入术。

手术操作分类及编码：暂时性经静脉起搏器系统的置入（37.78）。

五、冠状动脉搭桥手术

定义：冠状动脉旁路移植术即冠状动脉搭桥术，简称冠状动脉搭桥术（coronary artery bypass graft，CABG）。其方法为用移植的血管即桥血管（常为大隐静脉及带蒂的乳内动脉，也可用动脉、带蒂胃网膜动脉和其他肢体动静脉）在升主动脉根部与病变冠状动脉梗阻远端建立一条血管通路，使心脏搏出的血从主动脉经过所架的血管桥，绕过冠状动脉病变部位，流向冠状动脉狭窄或梗阻处的远端，到达缺血的心肌，从而提高冠脉灌注，增加心肌氧供。手术可在心脏停搏下进行，需使用体外循环，也就是传统的冠状动脉搭桥术；也可在跳动的心脏上进行，即非体外循环下的冠状动脉搭桥术。目前国内非体外循环下搭桥术例数超过体外循环下搭桥术例数。

规则：①主动脉与冠状动脉搭桥(旁路)术编码于36.1，需要指出搭桥的根数(即解决了几根狭窄闭塞的冠脉血管)。一根编码于36.11，两根编码于36.12，三根编码于36.13，4根或以上编码于36.14。若同时采用体外循环术，再附加编码39.61。②冠状动脉与其他动脉搭桥术：乳内动脉与冠状动脉搭桥，单侧编码于36.15，双侧编码于36.16。

【案例1】在患者心脏不停跳下行冠脉搭桥术……游离左乳内动脉及左大隐静脉，将左乳内动脉与左前降支行端侧吻合，再取大隐静脉远心端与后降支行端侧吻合，近心端吻合于升主动脉。

手术操作名称：冠状动脉搭桥术。

手术操作分类及编码：主动脉-一支冠状动脉旁路移植术(36.11)；单乳内动脉-冠状动脉旁路移植术(36.15)。

【案例2】……游离大隐静脉和左乳内动脉备用……建立体外循环……将左乳内动脉端侧吻合于前降支……依次将一段大隐静脉与左室后支及后降支行序贯吻合，大隐静脉近心端吻合于主动脉根部.....

手术操作名称：冠状动脉搭桥术。

手术操作分类及编码：主动脉-二支冠状动脉旁路移植术(36.12)；单乳内动脉-冠状动脉旁路移植术(36.15)；体外循环术(39.61)。

六、心房、心室间隔手术

定义：房间隔缺损(atrial septal defect，ASD)和室间隔缺损(ventricular septal defect，VSD)为临床上常见的先天性心脏畸形，手术治疗方式有微创的经心导管介入治疗、经胸骨正中入路于体外循环下直视修补和直接缝合，如缺损大，则需用心包片或涤纶补片修补。

规则：心房、心室间隔缺损修补术，其修补材料不同，亚目不同；假体修补编码于35.5；组织补片修补编码于35.6；其他或未特指材料修补编码于35.7。

【案例与描述】……建立体外循环……探查见中央型房间隔缺损，呈椭圆形，约2.5 cm×2.5 cm，修剪适当大小的人工心包补片，4-0滑线连续缝合关闭房间隔缺损……

手术操作名称：房间隔缺损修补术。

手术操作分类及编码：心房间隔缺损的假体修补术，切开法(35.51)；体外循环辅助开放性心脏手术(39.61)。

(一)心房、心室间隔缺损假体修补术，其入路不同则编码(细目)不同，开放性房间隔假体修补编码于35.51，闭合性房间隔假体修补编码于35.52，开放性室间隔假体修补编码于35.53，闭合性室间隔假体修补编码于35.55。

【案例与描述】穿侧右股静脉……根据术前心脏彩超结果选用12F输送鞘及长18 mm ASD封堵器。在5F右心导管指引下，送0.089 cm导丝跨越ASD处至左上肺静脉，退出右心导管，沿导丝送入输送长鞘至左心房，退出内扩张鞘及导丝。装载封堵器，透视下送封堵器至输送长鞘头端，先打开封堵器的左房面，牵拉至ASD处，再打开封堵器的全部，透视下见封堵器形状好，位置合适，彩超显示封堵器无跨隔血流。释放封堵器，封堵器位置合适且固定，形状正常。彩超显示无残余分流。

手术操作名称：经导管房间隔缺损封堵术。

手术操作分类及编码：经皮房间隔缺损封堵术(35.52)。

思考题

1.简述在什么情况下可以使用“心力衰竭”作为主要诊断。

2.心脏起搏器的功能类型有哪些？

3.冠状动脉搭桥手术编码的考虑因素有哪些？

参考文献

[1]李国静，罗建，莫春梅.冠心病相关ICD编码及DRG分组[J].中国病案，2023，24(6)：43-45.

[2]马靖，武霞霞，张晓东，等.心脏起搏器置入术编码分析[J].中国病案，2021，22(11)：49-50.

[3]石兴美.急性心肌梗死并发症ICD编码分析[J].养生保健指南，2019(46)：4.

[4]张晨诺，梁玉辉，谭凤.实施按病种分值付费后心力衰竭的ICD编码浅析[J].世界最新医学信息文摘(连续型电子期刊)，2021，21(6)：364-365.

第六章

呼吸专业

一、肺炎

（一）肺炎分类依据有病因、解剖部位、患病环境三类。ICD-10 中肺炎优先按病因分类，不能一味笼统分类于 J18.9。在确定致病病原体并修正临床诊断时，必须与临床医师沟通确认，不能仅凭化验结果给予编码。

【案例与描述 1】患者因发热伴咳嗽 1 周入院。入院后做克雷伯肺炎杆菌痰培养。

临床诊断：肺炎；克雷伯肺炎杆菌感染；高血压。

疾病分类诊断及编码：克雷伯杆菌性肺炎（J15.0）。

【案例与描述 2】患者男性，79 岁，因咳嗽、咳痰 1 个月余入院。患者 1 个月前无明显诱因出现阵发性轻咳、痰不易咳出，伴食欲减退，就诊于某医院，给予抗感染治疗，效果欠佳。入院时查体：双肺可闻及痰鸣音和散在哮鸣音，心腹查体（－）。一般细菌培养见鲍曼不动杆菌；血气分析提示 PO_2 43 mmHg，PCO_2 38 mmHg，SO_2 80%（不吸氧）；血常规示白细胞和中性粒细胞计数及比例、C 反应蛋白升高；胸部 CT 示双肺感染性病变。给予敏感的抗感染药物、化痰、平喘、吸氧等治疗后好转出院。

临床诊断：鲍曼不动杆菌性肺炎；Ⅰ型呼吸衰竭。

疾病分类诊断及编码：鲍曼不动杆菌性肺炎（J15.6）；Ⅰ型呼吸衰竭（J96.9）。

（二）多种病原体所致的肺炎根据不同的病原体，分别编码（多种细菌所致肺炎可分别给予 J15 中不同亚目的编码），并按照“尊重临床”的原则选择主要诊断和排列顺序。

【案例与描述】患者因咳嗽伴发热 5 天入院。

临床诊断：绿脓杆菌肺炎；支原体肺炎。

疾病分类诊断及编码：铜绿假单胞菌性肺炎（J15.1）；肺炎支原体性肺炎（J15.7）。

（三）不明感染性病因的肺炎按照部位分类，如大叶性肺炎编码为（J18.1）；病原体和部位都不明确的肺炎统称肺炎，编码为 J18.9（肺炎）。

【案例 1】患者因发热咳嗽伴胸痛 1 周入院。

临床诊断：大叶性肺炎。

疾病分类诊断及编码：大叶性肺炎（J18.1）。

【案例 2】患者因发热咳嗽伴胸痛 10 天入院。

临床诊断：肺炎。

疾病分类诊断及编码：肺炎（J18.9）。

(四)慢阻肺疾病合并肺炎:①临床认为肺炎是应该单独诊断的独立疾病(肺炎是肺炎,慢阻肺是慢阻肺),尊重临床,单独给予编码。②因肺炎加重慢性阻塞性肺病,以肺炎为主要诊断。

【案例与描述】患者因间断咳嗽、咳痰 10 年,加重 1 周伴发热入院。

临床诊断:肺炎;慢性阻塞性肺病急性加重。

疾病分类诊断及编码:肺炎(J18.9);慢性阻塞性肺病伴有急性加重(J44.1)。

(五)管理性诊断重症肺炎、社区获得性肺炎不建议使用。

解释:采用这样的诊断进行编码,那么疾病的病原学特征就没有了,因为所有的病原体都可以引起重症肺炎、社区获得性肺炎。实际上,重症肺炎可以通过多编码来获取这些数据,如呼吸困难、器官衰竭、使用机械通气疗法,这些都有其相应编码。同样,社区获得性肺炎也可以通过门诊诊断来判断,如果门诊诊断有肺炎,那么这就是社区获得性肺炎。

二、流感

(一)优先使用流感作为主要诊断并编码。根据病原学编码,禽流感性流行性感冒编码为 J09,其他被标明病毒的流行性感冒编码为 J10;病毒未标明的流行性感冒编码为 J11。

【案例与描述 1】患者因高热 1 周入院。

临床诊断:禽流感(H5N1)。

疾病分类诊断及编码:人感染 H5N1 禽流感(J09)。

【案例与描述 2】患者因高热 10 天,伴咳嗽入院。

临床诊断:流行性感冒(H1N1);肺炎。

疾病分类诊断及编码:甲型 H1N1 流行性感冒性肺炎(J10.0)。

【案例与描述 3】患者因高热 9 天入院。

临床诊断:流行性感冒。

疾病分类诊断及编码:流行性感冒(J11.1)。

解释:经过与临床医师沟通,确认此患者所感染的病毒不明确。

(二)流感伴有合并症或并发症,按照因果关系选择主要诊断,一般优先选择流感。

【案例与描述 1】患者因高热 10 天,伴咳嗽入院。

临床诊断:流行性感冒(H1N1);肺炎。

疾病分类诊断及编码:甲型 HIN1 流行性感冒性肺炎(J10.0)。

解释:由流感引起的并发症,应联合编码。

【案例与描述 2】患者因高热、咳嗽 5 天入院。患者入院诊断为肺炎,经机械通气治疗后好转,之后(已经超过流感潜伏期)又患流感,经一般治疗后痊愈出院。

临床诊断:肺炎;流行性感冒。

疾病分类诊断及编码:肺炎(J18.9);流行性感冒(J11.1)。

解释:原有基础疾病,又出现流感,不宜盲目联合编码,并且注意合理选择主要诊断。

【案例与描述3】患者接触流感患者后出现高热入院，既往有慢性阻塞性肺疾病，入院后发现合并肺炎。

临床诊断：肺炎；甲型H1N1流行性感冒；慢性阻塞性肺病急性加重。

疾病分类诊断及编码：甲型H1N1流行性感冒性肺炎（J10.0）；慢性阻塞性肺病伴有急性加重（J44.1）。

解释：原有基础疾病，流感导致加重，选择流感作为主要诊断。

三、呼吸衰竭

（一）当明确病因且对病因进行治疗时，以病因作为主要编码，呼吸衰竭作为附加编码。

【案例与描述】患者因呼吸衰竭入ICU，入院后检查痰液检出铜绿假单胞菌，经治疗5天后无效，患者死亡。

临床诊断：呼吸衰竭Ⅱ型；肺炎；铜绿假单胞菌感染。

疾病分类诊断及编码：铜绿假单胞菌性肺炎（J15.1）；Ⅱ型呼吸衰竭（J96.1）。

解释：经与临床医生沟通，明确铜绿假单胞菌是本次肺炎的病原体。

（二）疾病的临终状态原则上不能作为主要诊断，如呼吸衰竭、循环衰竭、休克等。而非临终状态的呼吸衰竭可以作为主要诊断。

【案例与描述】患者因咳嗽气喘半月入院，呼吸内科收治，入院当天突然意识不清，血氧饱和度降低，血气分析结果提示Ⅱ型呼吸衰竭，转入ICU，给予呼吸机支持治疗。

疾病分类诊断及编码：Ⅱ型呼吸衰竭（J96.9）。

思考题

1.试叙述"肺炎"编码思路。

2."呼吸衰竭"不可以作为主要诊断，这种说法是否恰当，为什么？

参考文献

[1]邓玉萍，陈海燕，刘琳，等.小儿肺炎168例国际疾病分类-10编码错误分析[J].实用医技杂志，2020，27(7)：953-954.

[2]贾增丽.影响哮喘ICD-10分类准确性因素分析[J].中国病案，2016，17(10)：28-30.

[3]李庆红，焦建军.呼吸系统疾病错误编码分析[J].中国病案，2018，19(4)：30-33.

[4]袁玉刚，何刚，刘世全，等.病毒性肺炎的临床特征及ICD-10编码分类[J].现代临床医学，2022，48(6)：429-431.

第七章

神经专业

一、脑血管疾病

（一）因脑动脉瘤破裂造成蛛网膜下腔出血时，应合并编码于 I60.-，不能分开编码。I60 包括动脉瘤或动静脉畸形破裂，无须再单独编码，继发脑室出血常出现，应单独分类。

【案例与描述】患者如厕后突发头晕、头痛、呕吐，伴肢体无力 1 小时，急诊行 CT 检查显示蛛网膜下腔出血，并破入脑室。CT 血管造影显示左侧大脑中动脉 M1 区动脉瘤。入院后行相应治疗后病情好转稳定，拟至当地医院进行康复治疗。

临床诊断：自发性蛛网膜下腔出血；颅内动脉瘤破裂；脑室出血。

疾病分类诊断及编码：大脑中动脉瘤破裂伴蛛网膜下隙出血 I60.1；继发性脑室出血 I61.5。

（二）存在多根脑血管闭塞及狭窄，造成脑梗死的责任血管分类于 I63.-。未造成脑梗死的脑血管闭塞及狭窄按血管位置分类于 I65 或 I66 中。当双侧或多支脑动脉发生闭塞及狭窄，但是未造成脑梗死时，应增加 I65.3 或 I66.4，以体现病情的严重性，具体血管的闭塞和狭窄也要分别编码。

【案例与描述 1】患者因脑梗死入院，经 CT 检查显示左侧大脑后动脉闭塞、左侧椎动脉狭窄、基底动脉狭窄。临床分析本次脑梗死定位于左侧大脑后动脉，予以改善脑循环、抗血小板聚集、营养神经等对症支持治疗，病情平稳后出院。

临床诊断：脑梗死（脑动脉硬化所致）；大脑后动脉闭塞；椎动脉狭窄；基底动脉狭窄。

疾病分类诊断及编码：大脑动脉闭塞脑梗死（I63.5）；椎动脉狭窄（I65.0）；基底动脉狭窄（I65.1）；多个入脑前动脉的闭塞和狭窄（I65.3）。

【案例与描述 2】患者近 1 个月头晕，短暂性视物不清，入院后相应检查提示左侧椎动脉狭窄 45%，右侧椎动脉狭窄 55%，左颈内动脉狭窄 40%，未见脑内明显缺血灶。相应药物保守治疗后症状缓解出院，门诊随诊。

临床诊断：椎动脉狭窄；颈内动脉狭窄。

疾病分类诊断及编码：多个和双侧入脑前动脉的闭塞和狭窄（I65.3）；颈内动脉狭窄（I65.2）；椎动脉狭窄（I65.0）。

【案例与描述 3】患者 5 年前体检时发现双侧椎动脉狭窄 60%，服药保守治疗。近 1 个月出现头晕，短暂性视物不清，入院后相应检查提示左侧椎动脉狭窄 75%，右侧椎动脉狭窄 60%，左颈内动脉狭窄 55%。脑外科完善相应检查后行介入下左侧椎动脉支架植入术。术后病情稳定，无头晕及视物不清症状出院，门诊随诊。

临床诊断：短暂性脑缺血发作；椎动脉狭窄；颈内动脉狭窄。

疾病分类诊断及编码：椎动脉狭窄（I65.0）；多个和双侧入脑前动脉的闭塞和狭窄（I65.3）；颈内动脉狭窄（I65.3）。

（三）当患者有急性脑血管病表现且同时存在陈旧性脑血管病时，应优先编码具体的急性脑血管病。

【案例与描述】患者 4 年前发生丘脑梗死，1 天前出现左侧肢体不能活动。入院后 CT 检查显示多发性脑梗死，经改善脑血管循环、营养神经等治疗后病情好转出院。

临床诊断：脑梗死。

疾病分类诊断及编码：多发性脑梗死（I63.9）；陈旧性脑梗死（I69.3）。

（四）当脑梗死患者因脑梗后遗症住院，若临床表现明确，则选择临床表现作为主要诊断；未说明临床表现，则以脑梗死后遗症为主要诊断；不要一味选择 I63.9（脑梗死）作为主要诊断。

【案例与描述】患者 1 年前脑梗死，现为治疗脑梗死后语言障碍住院，住院后行对症治疗，患者症状好转后出院。

临床诊断：脑梗死后语言障碍。

疾病分类诊断及编码：语言障碍（R47.0）；脑梗死后遗症（I69.3）。

二、高血压

（一）高血压分类时应区分原发性高血压、继发性高血压，原发性高血压分类于 I10，使用扩展编码标明高血压分级；继发性高血压分类于 I15。

【案例与描述 1】患者因头疼、头晕住院，确诊为高血压病。

临床诊断：高血压。

疾病分类诊断及编码：高血压病 3 级（极高危）（I10）。

【案例与描述 2】患者因阵发头痛、心悸、出汗半年入院，确诊为嗜铬细胞瘤所致高血压。

临床诊断：高血压；嗜铬细胞瘤。

疾病分类诊断及编码：肾上腺良性肿瘤（D35.0）；嗜铬细胞瘤（M8700/0）；继发于内分泌疾患的高血压（I15.2）。

（二）高血压和心脏疾病之间存在因果关系，分类于 I11.-，同时对高血压、心力衰竭的程度附加说明。

【案例与描述 1】患者，男性，42 岁，高血压 10 余年，最高 220/120 mmHg，无明显症状，未规律用药，因头昏不适、乏力入院。查心电图：左心室高电压，提示心肌肥厚，V4～V6 导联 ST 段水平下移 0.1～0.2 mV，且 t 波倒置。心脏超声：左心室舒张功能减退，左房（la）38 mm，室间隔（ivs）13 mm，后壁（pw）11 mm，符合高血压左心室肥厚改变。

临床诊断：高血压 3 级（高危）；左心室肥厚。

疾病分类诊断及编码：高血压性心脏病(I11.9)；高血压3级(I10)。

【案例与描述2】患者患高血压10年，因头痛、头晕伴下肢浮肿10天入院。

临床诊断：高血压3级；高血压性心脏病；心功能3级。

疾病分类诊断及编码：高血压性心脏病伴有心力衰竭(I11.0)；高血压3级(I10)；心功能3级(I50.9)。

(三)高血压和肾脏疾病之间存在因果关系，分类于I12.-，同时对高血压和肾衰竭的程度附加说明。

【案例与描述1】患者，女性，60岁，因乏力、尿蛋白(++)入院。血肌酐550 μmol/L，测血压170/110 mmHg……

临床诊断：慢性肾功能衰竭(CKD5期)；高血压3级。

疾病分类诊断及编码：高血压性肾脏病伴有肾衰竭(I12.0)；慢性肾脏病5期(N18.5)；高血压3级(I10)。

【案例与描述2】患者，男性，60岁，主因发现血压高2个月就诊，既往血压最高160/90 mmHg，查体发现双侧肾动脉中度狭窄……

临床诊断：高血压2级；肾小动脉硬化。

疾病分类诊断及编码：高血压性肾脏病(I12.9)；高血压2级(I10)。

(四)高血压与心脏和肾脏疾病之间同时存在因果关系，分类于I13.-，同时对高血压、心力衰竭和肾衰竭的程度附加说明。

【案例与描述】患者患高血压13年，因头晕、心悸、双下肢浮肿入院。心脏超声显示：左室增大，心间隔肥厚，心功能4级，追问既往无心脏病。尿微量球蛋白及两次尿白蛋白肌酐比明显增高，分别为39.64 mg/g、40.06 mg/g，高血压性肾损害，追问知患者既往无肾病。

临床诊断：高血压3级；高血压性心脏病；心功能4级；高血压性肾损害。

疾病分类诊断及编码：高血压性心脏病和肾脏病伴有(充血性)心力衰竭(I13.0)；高血压3级(I10)；心功能Ⅳ级(I50.9)。

(五)高血压患者存在心脏病和肾脏病，但因果关系不明确，需要分别进行编码。

【案例与描述1】患者，女性，68岁，既往高血压10年，因反复胸闷、气短、乏力4年余，加重5天，来院就诊，测血压220/110 mmHg，心电图提示心肌供血不足，门诊以冠心病、原发性高血压收入住院。给予降压、扩血管等治疗后，病情好转出院。

临床诊断：冠心病；高血压3级。

疾病分类诊断及编码：冠心病(I25.1)；高血压3级(I10)。

【案例与描述2】患者，女性，53岁，既往有糖尿病病史10余年，曾多次因糖尿病肾病住院治疗，因乏力、纳差、双下肢水肿入院，有高血压病史，最高收缩压220 mmHg。

临床诊断：2型糖尿病；糖尿病肾病5期；慢性肾病(CKD4期)；高血压3级。

疾病分类诊断及编码：2型糖尿病肾病5期(E11.2†N08.3*)；慢性肾病(CKD 4期)(N18.4)；高血压3级(I10)。

（六）高血压性视网膜病（H35.0）、背景视网膜病变和视网膜血管变化，应与高血压包括全身性高血压（I10～I15）的编码一起使用，编码按主要治疗的疾病排序。

【案例与描述】患者因高血压性视网膜病入眼科治疗。

临床诊断：高血压 3 级；高血压性视网膜病。

疾病分类诊断及编码：高血压性视网膜病变（H35.0）；高血压 3 级（I10）。

三、瘫痪

（一）当针对导致瘫痪的原发病进行治疗时，原发病应作为主要编码，瘫痪作为附加编码。

【案例与描述 1】患者因脑干梗死入院治疗，伴右侧肢体偏瘫情况。入院后静脉输液改善脑循环，待急性期平稳后转下级医院继续针对脑梗死缓解期及肢体偏瘫的情况开展康复治疗。

临床诊断：急性脑梗死；偏瘫。

疾病分类诊断及编码：脑干梗死（I63.9）；偏瘫（G81.9）。

【案例与描述 2】患者在脑梗急性期入院治疗，后出现不完全性偏瘫，住院期间对二者均进行了治疗，但主要治疗偏瘫，症状改善后出院。

病案首页填写疾病分类诊断及编码：脑梗死（I63.9）；不完全性偏瘫（G81.9）。

医保结算清单疾病分类诊断及编码：不完全性偏瘫（G81.9）；脑梗死（I63.9）。

（二）对瘫痪进行以康复为主要目的的入院治疗时，瘫痪作为主要编码，原发病或后遗症诊断作为附加编码。

【案例与描述 1】患者 1 年前脑梗死，现因左侧肢体瘫痪入院行康复治疗。

临床诊断：脑梗死后遗症；偏瘫。

疾病分类诊断及编码：偏瘫（G81.9）；脑梗死后遗症（I69.3）。

【案例与描述 2】患者，男，67 岁，主因右侧肢体无力，言语不流利 2 年入院。既往有脑出血病史 2 年。神经系统查体：认知功能障碍，构音障碍，右侧肢体肌张力升高，右侧肢体肌力3 级。颅脑磁共振检查考虑为脑出血吸收后的表现。入院后予以营养脑细胞及针灸康复等对症支持治疗。

临床诊断：脑出血后遗症期；肢体偏瘫；语言障碍。

疾病分类诊断及编码：不完全性偏瘫（G81.9）；言语障碍（R47.8）；脑出血后遗症（I69.1）。

【案例与描述 3】患者 5 天前因外伤头部着地，入院完善相关检查提示无骨折脱位，颈部脊髓损伤，伴四肢不全瘫。行相应手术，病情稳定后出院，定期复查，择期康复治疗。

临床诊断：颈椎外伤；无骨折脱位、颈脊髓损伤；四肢不全瘫。

疾病分类诊断及编码：颈部脊髓损伤（S14.1）；急性不完全性四肢瘫（G82.5）。

（三）住院医疗过程中发生更严重的危害患者健康的情况，且这个情况也投入了医疗资源时，则选择这个更严重的情况作为主要诊断。

【案例与描述】患者因半年前急性脑梗死后，右侧肢体瘫痪入院行康复治疗。康复过程中突发口齿不清、左侧肢体麻木表现。急查头部 CT 显示右侧急性脑梗死。通过输液改善脑循环后，病情稳定出院。

临床诊断：脑梗死恢复期；瘫；急性脑梗死；肢体麻木。

疾病分类诊断及编码：脑梗死(I63.9)；偏瘫(G81.9)；梗死后遗症(I69.3)；肢体麻木(R20.8)。

四、脑出血、脑血肿清除或引流术

(一)脑出血、脑血肿的手术操作是根据出血部位和手术术式分类的；硬膜外、硬膜下、蛛网膜下经抽吸编码于 01.09。

【案例与描述】患者，女性，44 岁，因头痛 1 个月加重 3 天入院。CT 显示：左额、左颞硬膜外血肿。术前 CT 定位，血肿有分隔，选择双针穿刺。头颈 CTA 见血管被血肿推挤，三维重建选择穿刺点避开骨缝。穿刺成功，见血性液体喷出，压力高，轻柔抽吸 40 mL，头痛消失。术后复查 CT 显示：血肿清除。患者无不适。

手术操作名称：左额、左颞硬膜外血肿清除术。

手术操作分类及编码：颅内穿刺引流术(01.09)；CTA 计算机辅助外科手术(00.31)。

(二)硬膜外切开、环钻术编码于 01.24。

【案例与描述】患者 2 个月前不慎摔倒，头部着地，当地医院 CT 显示：左侧额顶部硬膜外血肿。当地医院保守治疗，具体不详。我院门诊 MRI 显示：左侧额顶部硬膜外血肿。

手术操作名称：左侧顶部颅骨钻孔血肿引流术。

手术操作分类及编码：硬膜外血肿清除术(01.24)。

(三)硬膜下及蛛网膜下切开、环钻术编码于 01.31。

【案例与描述】患者 2 天前从床上跌落摔伤头部，医院就诊 CT 显示：左枕硬膜下血肿、左颞枕硬膜下血肿。

手术操作名称：左颞枕部硬膜下血肿清除术。

手术操作分类及编码：脑膜切开伴硬脑膜下腔血肿清除术(01.31)。

(四)脑出血、血肿清除术编码于 01.39。

【案例与描述】患者 2 天前从床上掉落摔伤头部，医院就诊 CT 显示：左枕硬膜下血肿、左颞枕硬膜下血肿。

手术操作名称：开颅左侧额叶血肿清除术＋右侧脑室外引流术。

手术操作分类及编码：脑血肿切开引流术(01.39)。

五、颅骨手术

(一)颅骨切开术，如果是手术过程中的一个步骤，则不需要编码；如果是治疗的一种方式，则需要编码。

手术操作名称 1：右侧颅骨去骨瓣减压术。

手术操作分类及编码 1：颅骨切开减压术(01.24)。

手术操作名称2：右侧乙状窦入路小脑半球血肿清除术＋颅骨切开减压术。

手术操作分类及编码2：脑血肿切开引流术(01.39)。

(二)颅骨成形术(修补术)，根据使用的材料选择编码02.03～02.05。用骨瓣的颅骨修补术编码02.03，颅骨(膜)移植术(自体的)(异体的)编码02.04，颅骨(金属板)置入术编码02.05。

手术操作名称：左侧翼点入路垂体瘤切除术。

手术操作分类及编码：垂体部分切除术，经前额入路(07.61)；颅骨钛板置入术(02.05)。

六、脑膜修补术

规则：脑膨出的修补术同时伴有颅骨成形术时，不用编码颅骨成形术02.0，只需编码脑膜膨出修补术02.12，它包括同时行颅骨成形术。

【案例与描述】患者MRI显示：左侧中颅窝占位，最大截面4.3 cm×3.9 cm，上下径4.4 cm，边界清晰，与邻近颞骨内板呈宽基底相连，考虑脑膜瘤可能性大，入院行手术治疗。

手术过程：……人工脑膜修补脑膜膨出部位……用钛板、钛钉固定于骨窗……

临床诊断：左侧中颅窝脑膜瘤。

疾病分类诊断及编码：颅中窝脑膜瘤(D32.0†M9530/0)。

手术操作名称：额颞入路中颅窝脑膜瘤切除术。

手术操作分类及编码：经额脑膜病损切除术(01.51)；脑膜膨出补片修补术(02.12)。

思考题

1.“脑梗死后遗症”主要诊断如何选择？举例说明。

2.“高血压”“心脏病”及“肾脏病”同时存在时需合并编码，此说法对不对，为什么？

3.“脑出血、脑血肿清除或引流术”编码时考虑因素有哪些？

参考文献

[1]陈春丽，莫春梅.三类常见脑血管病介入治疗编码探讨[J].中国病案，2024，25(2)：23-25.

[2]柯珊红，明平勇.康复医学科常见主要诊断编码错误案例分析[J].中国病案，2022，23(7)：44-45，48.

[3]雷玲，邓陈平，王耀玮.颅内血肿清除术ICD编码与DRG入组分析[J].现代医院，2024，24(3)：380-383.

[4]郑博闻，高婕，刘天野，等.颅内出血编码错误对DRGs分组的影响[J].中国病案，2021，22(7)：45-48.

[5]庄岚清，郑浩渠，刘玲，等.脑动脉分支脑梗死ICD编码的探讨[J].中国病案，2023，24(11)：32-34，79.

第八章

内分泌专业

一、糖尿病

(一)糖尿病的分型用E10～E14类目表示。E14是不明确类型的糖尿病，出院诊断中一般情况下不能使用。

(二)糖尿病的并发症用E10～E14共用亚目.0～.9表示。

E10:1型糖尿病。

E11:2型糖尿病。

E12:营养不良相关性糖尿病。

E13:其他特指的糖尿病。

E14:未特指的糖尿病。

(三)当存在多个并发症，治疗主要针对某一个严重并发症时，选择该并发症作为主要编码，其他并发症逐一编码，.7作为附加编码。如果无特殊针对某个并发症进行治疗，又不能区分哪个并发症更为严重，则选择.7作为主要诊断，其他并发症要逐一编码。

【案例与描述1】患者患2型糖尿病半年，3天前出现多饮、多尿、头痛、呕吐、腹泻、多汗、心悸等症状，急诊测血糖显示15.5 mmol/L，尿常规显示尿酮体(+++)，入院完善相关检查后，血糖控制后可出院。

临床诊断:2型糖尿病酮症;2型糖尿病肾病;2型糖尿病视网膜病。

疾病分类诊断及编码:2型糖尿病酮症(E11.1);2型糖尿病伴多个并发症(E11.7);2型糖尿病肾病(E11.2†N08.3*);2型糖尿病视网膜病(E11.3†H36.0*)。

【案例与描述2】患者，女性，65岁，多饮、多食、消瘦，有糖尿病病史3年，近1年来逐渐出现视物模糊，眼科检查诊断为“轻度白内障，视网膜有新生血管”。1个月来出现双下肢麻木，时有针刺样疼痛，伴下肢浮肿，入住肾内科。

临床诊断:2型糖尿病肾病;2型糖尿病视网膜病变。

疾病分类诊断及编码:2型糖尿病肾病(E11.2†N08.3*);2型糖尿病伴有多个并发症(E11.7);2型糖尿病视网膜病变(E11.3†H36.0*)。

【案例与描述3】因糖尿病近期血糖控制不好，住院调节血糖。

临床诊断:1型糖尿病;糖尿病性肾病;糖尿病性多发性神经病变;糖尿病视网膜病。

疾病分类诊断及编码:1型糖尿病伴有多个并发症(E10.7);1型糖尿病肾病(E10.2†N08.3*);1型糖尿病多发神经病变(E10.4†G63.2*);1型糖尿病视网膜

病(E10.3†H36.0*)。

(四)只有一个并发症时,以此并发症作为主要诊断,糖尿病不用另行编码。

【案例与描述】患者2型糖尿病病史20年,近期因下肢疼痛住院,住院后诊断为糖尿病性周围血管病,经治疗后症状好转出院。

临床诊断:2型糖尿病;糖尿病性周围血管病。

疾病分类诊断及编码:2型糖尿病性周围血管病(E11.5†I79.2*)。

(五)原则上疾病名称不能直接编码为E11.800(2型糖尿病伴有并发症),若并发症在诊断库中没有相关编码,如2型糖尿病伴有并发症(大血管病变)编码可为E11.6(2型糖尿病伴有其他特指的并发症)。

【案例与描述】患者住院期间被诊断为2型糖尿病伴有大血管病变。

临床诊断:2型糖尿病;糖尿病性大血管病变。

疾病分类诊断及编码:2型糖尿病伴有其他特指的并发症(E11.6)。

(六)药物诱发的糖尿病,可以使用附加外因编码标明药物。例如,类固醇性糖尿病(E13.2),糖皮质激素类及其合成的类似物的有害效应(Y42.0)。

【案例与描述】患者,女性,65岁,因眼睛、口腔干涩及全身皮肤干燥伴顽固性低血钾入院,以原发性干燥综合征收入风湿科。入院后给予糖皮质激素(泼尼松30 mg,1次/日)及其他对症治疗。半个月后,患者口腔干燥、肢软无力、低血钾等情况明显缓解,但出现明显多食,其他伴随症状不明显。查血糖显著升高,考虑到患者既往无糖尿病病史,为糖皮质激素治疗后出现的血糖升高,为类固醇性糖尿病。

临床诊断:干燥综合征;类固醇性糖尿病。

疾病分类诊断及编码:干燥综合征(M35.0);类固醇性糖尿病(E13.2);糖皮质激素类及其合成的类似物的有害效应(Y42.0)。

(七)妊娠期糖尿病,无论是向产科求医还是在内分泌科调节血糖,均分类于O24。

【案例与描述】患者孕20W+2,于孕18周自查血糖时发现空腹血糖7.5 mmol/L,餐后2小时血糖8～9 mmol/L,最高血糖13 mmol/L,现为行进一步治疗调节血糖入院,胰岛素注射治疗血糖稳定后出院。

临床诊断:妊娠期糖尿病。

疾病分类诊断及编码:妊娠期糖尿病(O24.4)。

(八)若入院怀疑糖尿病,确诊后使用××.9编码;住院期间给予排除,主要诊断编码为Z13.1糖尿病的特殊筛查。

【案例与描述1】怀疑患者患有糖尿病住院,住院后经检查排除糖尿病后出院。

临床诊断:怀疑糖尿病(已排除)。

疾病分类诊断及编码:糖尿病的特殊筛查Z13.1。

【案例与描述2】患者因“咳嗽、咳痰2年,加重1个月余”住院,住院后经检查明确诊断为肺炎,患者存在糖尿病病史20余年,住院期间自带药物……

病案首页诊断填写及编码:肺炎(J18.9);2型糖尿病(E11.9)。

医保结算清单填写及编码：肺炎(J18.9)。

二、结节性甲状腺肿大

(一)临床未指出毒性(甲亢)时，按非毒性 E04 编码。

【案例与描述 1】患者单个甲状腺结节手术，术后病理结果显示结节性甲状腺肿。

临床诊断：结节性甲状腺肿。

疾病分类诊断及编码：非毒性单结节性甲状腺肿(E04.1)。

【案例与描述 2】患者体检时 B 超发现甲状腺左叶极见多个低回声结节，最大约 0.55 cm×0.62 cm，与周围边界欠清，纵横比大于 1，内回声不均匀。彩色多普勒血流成像(color Doppler flow imaging，CDFI)：周边及其内均可见少许血流信号，甲状腺功能正常。

临床诊断：结节性甲状腺肿。

疾病分类诊断及编码：非毒性多结节性甲状腺肿(E04.2)。

(二)伴有甲状腺功能亢进的甲状腺肿大分类于 E05。甲状腺毒症伴有单个甲状腺结节编码为 E05.1，甲状腺毒症伴有多个甲状腺结节编码为 E05.2。

【案例与描述 1】患者甲亢复发，近日体检时超声发现甲状腺左叶单个结节，入院行相关检查。

临床诊断：甲状腺功能亢进；甲状腺结节。

疾病分类诊断及编码：甲状腺功能亢进伴单个甲状腺结节(E05.1)。

【案例与描述 2】患者甲亢多年未按规律服药，复查甲亢指标还是高，并且做 B 超显示右侧甲状腺结节，后来去医院检查 B 超也是右侧甲状腺结节，又做了放射性核素断层扫描检查，检查结果示左叶甲状腺下极“冷结节”，入院手术切除，病理回报结节性甲状腺肿。

临床诊断：甲亢；结节性甲状腺肿。

疾病分类诊断及编码：甲状腺功能亢进伴多结节性甲状腺肿(E05.2)。

(三)新生儿甲状腺毒症，新生儿暂时性甲状腺功能亢进编码为(P72.1)。

【案例与描述】新生儿出生 18 天，主因咳嗽 4 天，发热 1 天，双肺呼吸音粗，闻及痰鸣音，结合胸片诊断为新生儿肺炎。患儿顺产，否认宫内窘迫及生后窒息史，否认羊水、胎盘及脐带异常。其母甲亢病史 10 年，患儿查体可见颜面潮红、心率偏快，结合甲功结果显示三碘甲状腺原氨酸(T3)、甲状腺激素(T4)升高，促甲状腺激素(TSH)减低，TR-Ab(+)、ANTI-TPO(+)，经内分泌科会诊后，诊断为新生儿甲亢。

临床诊断：新生儿肺炎；新生儿甲亢。

疾病分类诊断及编码：新生儿后天感染性肺炎(J18.9)；新生儿甲亢(P72.1)。

三、垂体手术

规则：垂体切除术临床常见术式是垂体病损切除，正常组织并不切除，也不会有垂体全部切除术。正确分类编码应归入垂体部分切除术(07.61～07.63)。根据入路不同区分编码 07.61(经前额)、07.62(经蝶骨)、07.63(未特指入路,住院病历首页中不应使用)。

【案例与描述】患者因垂体占位入院行手术治疗,在内镜下沿双侧鼻腔进入蝶窦腔,剪开鞍底硬膜后见肿瘤组织,先用取瘤钳取出部分肿瘤送病理检查,再以刮勺配合吸引器将鞍内肿瘤清除,将肿瘤予以全部吸除。术中未见脑脊液渗漏,硬脑膜修补片覆盖鞍底……术后病理:垂体腺瘤。

手术操作名称:内镜下经鼻鞍区肿瘤切除术。

手术操作分类及编码:内镜下经蝶垂体病损切除术(07.62);硬脑膜补片修补术(02.12)。

四、甲状腺切除术

(一)单侧甲状腺腺叶切除术编码于 06.2,包括同时切除对侧甲状腺部分及峡部切除术。

【案例与描述】患者因双侧甲状腺多发甲状腺肿入院行手术治疗。探查右侧甲状腺,腺体多发大小不等结节,较大者直径约 3.9 cm,质地中等,边界尚清,部分囊性改变见不到正常腺体结节;左侧甲状腺大小约 4.0 cm×2.0 cm×1.0 cm,腺体整体偏韧,中下部可触及多发小结节,其中以下极约 1.5 cm 结节明显。术中探查喉返神经,行右侧甲状腺腺叶切除术+左侧甲状腺下极部分切除术。

手术操作名称:右侧甲状腺腺叶切除术+左侧甲状腺下极部分切除术、喉返神经探查术。

手术操作分类及编码:单侧甲状腺切除伴他叶部分切除术(06.2)。

(二)双侧甲状腺切除术编码于 06.4。

(三)其他部分甲状腺切除术编码于 06.3,如一侧次全切,一侧只切了病损大小,可重复编码 06.3。

【案例与描述】患者因双侧甲状腺多发囊性结节入院行手术治疗……术中应用神经监测仪探查并显露喉返神经,分离局部甲状腺组织,显露并保护甲状旁腺。

手术操作名称:右侧甲状腺次全切除术+峡部切除术+左侧部分切除术。

手术操作分类及编码:甲状腺部分切除术(06.39);术中喉返神经监测(00.94)。

(四)甲状腺切除术,如术中使用了神经生理监测仪,则需编码 00.94。如果只是医师单纯写探查术,可以省略编码,这只是医师在术中为了保护喉返神经的一个步骤。

【案例与描述】患者经超声诊断为双侧结节性甲状腺肿,入院行手术治疗。术中探查左叶甲状腺 10 cm×8 cm×6 cm,几乎完全被肿物占据,峡部厚 2 cm,右叶 12 cm×8 cm×6 cm,质韧,可触及多枚不规则形状结节。喉返神经监测下行双侧甲状腺及峡部切除术。

手术操作名称:双侧甲状腺+峡部切除术。

手术操作分类及编码:甲状腺全部切除术(06.4);术中喉返神经监测(00.94)。

(五)分类在 06.5 的手术,手术入路为经纵隔切开或经胸骨入路,亚目根据手术切除范围分为 06.51(胸骨下甲状腺部分切除术)和 06.52(胸骨下甲状腺全部切除术)。

【案例与描述】取胸骨正中切口,探查见右侧甲状腺腺体整体增大,下极向胸骨下方延伸,术中诊断为右侧胸骨下结节性甲状腺肿……游离 Berry 韧带周围的致密结缔组织,进而将右侧甲状腺腺叶连同峡部和锥体叶一并切除。再次确认左侧甲状腺结节的位置,用超声刀将包含结节在内的下半部分腺叶切除。

手术操作名称:右侧胸骨下甲状腺切除术+左侧甲状腺大部分切除术+甲状腺峡部切除术。

手术操作分类及编码:单侧甲状腺切除伴峡部和其他叶部分切除术(06.2)。

思考题

1.举例说明"糖尿病"的编码规则。

参考文献

[1]陈筱婧.糖尿病相关编码分析[J].中国卫生标准管理,2018,9(20):16-18.

[2]关宏,李志红,孙吉瑞,等.2017 版 WHO 垂体非神经内分泌肿瘤分类临床指导及国际疾病分类法编码分析[J].中国现代神经疾病杂志,2022,22(2):116-125.

[3]贺梦宇,吕方,张丽,等.某院甲状腺手术编码错误案例分析[J].中国病案,2023,24(10):44-46.

[4]陆田田,陆丹艳,钟婷婷,等.ICD-11 糖尿病编码结构及规则[J].中国病案,2023,24(7):47-50.

第九章

泌尿专业

一、肾与输尿管结石

(一)肾结石伴有输尿管结石应合并编码于 N20.2。

【案例与描述】患者,男性,29 岁,自述 5 小时前无明显诱因出现左侧腰腹部疼痛。泌尿系 CT 显示:左输尿管下段结石,双肾结石。排除手术禁忌证后行输尿管镜下输尿管结石碎石术+肾结石碎石术。

临床诊断:左输尿管结石;肾绞痛;双肾结石。

疾病分类诊断及编码:肾结石伴有输尿管结石(N20.2);肾绞痛(N23)。

(二)肾结石和/或输尿管结石伴有肾盂积水分类于 N13.2。

【案例与描述】患者,女性,63 岁,自诉于 2 年前无明显诱因出现右侧腰痛,门诊拟"右侧输尿管结石伴右肾积水"收入泌尿外科。入院后完善相关检查,排除手术禁忌证后行输尿管镜右输尿管结石碎石术+右侧双 J 管置入术,术后予以抗炎、护胃等对症治疗,术后大多数患者情况好转。

临床诊断:右输尿管下段结石合并右肾积水。

疾病分类诊断及编码:肾积水伴输尿管结石(N13.2)。

(三)肾结石和/或输尿管结石伴有肾盂积水伴有泌尿系感染分类于 N13.6,如果明确病原体,使用附加编码 B95~B97 标明病原体。

【案例与描述】患者,女性,55 岁,自诉 3 天前无明显诱因出现右侧腰腹部疼痛,症状反复,逐渐加重,遂至我院急诊就诊。入院后完善相关检查,病原体为链球菌。泌尿系 CT 显示:①右侧输尿管中段结石并积水;②右肾结石。

临床诊断:右输尿管下段结石并右肾积水。

疾病分类诊断及编码:肾积水伴输尿管结石(N13.2)。

二、慢性肾脏病

(一)明确存在原发性高血压并可归类为 N18 慢性肾病的疾病,应使用 I12 作为主要编码,N18 慢性肾病编码作为附加编码。

【案例与描述】患者,女性,45 岁,反复头晕、血压高 20 余年,全身水肿 4 天入院。根据患者病史、症状、体征及辅助检查,初步诊断为慢性肾功能不全。

临床诊断:慢性肾脏病 5 期;高血压病 3 级,极高危组;高血压性肾脏病。

疾病分类诊断及编码：高血压性肾脏病伴有肾衰竭（I12.0）；慢性肾脏病 5 期（N18.5）；高血压 3 级（I10）。

（二）当患者患有原发性高血压，同时伴高血压性心脏病和慢性肾病时，应编码于 I13（高血压性心脏病和慢性肾脏疾病），I13 作为主要编码，N18 应当作为附加编码。

【案例与描述】患者，男性，35 岁，因双下肢对称性水肿 1 周入院。门诊以“肾功能异常”收入肾内科，患者入院时肌酐升高，自述血压升高数年，给予控制血压、护肾、排毒等对症处理，完善心脏彩超及眼底镜检查评估，监测肾功能。

临床诊断：高血压病 3 级极高危组；高血压性心脏病；心功能Ⅲ级；高血压性肾脏病；慢性肾脏病 5 期（尿毒症期）。

疾病分类诊断及编码：高血压心脏病和肾脏病同时伴有（充血性）心力衰竭和肾衰竭（I13.2）；慢性肾脏病 5 期（N18.5）；心功能Ⅲ级（I50.9）；高血压 3 级（I10）。

（三）糖尿病肾病慢性肾衰竭时，糖尿病肾病（E10.2、E11.2……）作为主要编码，慢性肾病（N18.-）作为附加编码。应注意糖尿病肾病 1～5 期与慢性肾病 1～5 期的分期是不能直接等同的，因为分期标准不一样。

【案例与描述】患者，男性，72 岁，因血糖升高 21 年，肾功能异常 1 年入院。患者自诉于 21 年前体检发现血糖升高，13 年前开始口服降血糖药治疗，效果欠佳，7 年前开始用胰岛素降血糖治疗，血糖控制欠佳。今年体检发现尿糖（＋＋＋），尿蛋白（＋＋），夜尿增多及双下肢浮肿等。后至多家医院就诊治疗，效果欠佳，肾功能持续恶化。

临床诊断：2 型糖尿病；2 型糖尿病性肾病；慢性肾脏病 5 期（尿毒症期）。

疾病分类诊断及编码：2 型糖尿病性肾病（E11.2†N08.3*）；慢性肾脏病 5 期（N18.5）。

（四）不能明确病因的肾衰竭或者是肾脏原因引起的肾衰竭，N18 可以作为主要编码。

【案例与描述】患者，女性，44 岁，因双下肢水肿伴恶心、呕吐 4 天入院。查阅病历，入院生化检查血肌酐清除率为 10 mL/min，血清肌酐 1091 μmol/L。诊治经过：7 次腹膜透析，护肾、降肌酐等治疗。患者现为慢性肾功能衰竭终末期（尿毒症晚期）。

临床诊断：慢性肾脏病 5 期。

疾病分类诊断及编码：慢性肾脏病 5 期（N18.5）。

（五）已确诊的慢性肾病 5 期，本次来院只为继续透析治疗，选择透析治疗（Z49.1）。

【案例与描述】患者，男性，33 岁，因慢性尿毒症多次入院治疗。目前患者肾功能减退，导致患者出现多系统功能失调，本次入院行肾透析治疗，好转后出院。

临床诊断：慢性尿毒症。

疾病分类诊断及编码：血液透析（Z49.1）；慢性肾脏病 5 期（N18.5）。

（六）如果患者存在慢性肾病且肾透析规律，本次因其他疾病就医，则 Z99.2（肾透析状态）作为附加编码。

【案例与描述】患者，男性，29 岁，因头痛、呕吐胃内容物入院。既往曾在当地医院就诊，测血压 170/100 mmHg，肌酐 3000 μmol/L。B 超显示：双肾萎缩，诊断为“尿毒症、肾性高血压”。血液透析、降压治疗后上述症状好转，肌酐下降。本次入住消化内科。胃镜提示：慢性萎缩性胃炎伴糜烂。胸部 CT 显示：①心脏增大、心包少量积液；②气管旁空气影，考虑气管憩室可能。给予规律护胃，降血压，未行透析治疗。现因病情好转要求办理出院。

临床诊断：慢性萎缩性胃炎伴糜烂；慢性肾脏病 5 期（尿毒期）；肾性高血压。

疾病分类诊断及编码：慢性萎缩性胃炎（K29.4）；慢性肾脏病 5 期（N18.5）；肾性高血压（I15.1）；血液透析状态（Z99.2）。

（七）患者本次就医目的是透析治疗，但同时又对慢性肾病做了其他医疗处理，则以 N18.-为主要编码，Z49.1 为附加编码。

【案例与描述】患者，男性，68 岁，因检查发现左肾囊肿半月余入院。病程中患者精神、食欲、睡眠可，大便正常，小便如前，体重无明显改变。既往史无特殊。专科情况：双肾区无隆起，双肾区无叩击痛，各输尿管形成区无压痛，膀胱区无隆起。CT 显示：左肾囊肿。

临床诊断：慢性肾衰竭 5 期（尿毒症期）；肾性贫血；慢性硬化性 IgA 肾病（Lee 分级：V 级）；维持性血液透析。

疾病分类诊断及编码：慢性肾脏病 5 期（N18.5）；肾性贫血（N18.9†D63.8*）；IgA 肾病，局灶和节段性肾小球损害 N02.1；血液透析 Z49.1。

三、肾囊肿

（一）后天性肾囊肿和未特指先天或后天的肾囊肿分类于 N28.1。

【案例与描述 1】患者，男性，68 岁，因检查发现左肾囊肿半月余入院。病程中患者精神、食欲、睡眠可，大便正常，小便如前，体重无明显改变。既往史无特殊。专科情况：双肾区无隆起，双肾区无叩击痛，各输尿管形成区无压痛，膀胱区无隆起。CT 显示：左肾囊肿。

临床诊断：左肾囊肿。

疾病分类诊断及编码：单纯性肾囊肿（N28.1）。

【案例与描述 2】患者，男性，56 岁，既往因尿毒症多次入院行透析治疗。CT 显示：双肾囊肿，考虑由尿毒症或透析治疗引起。现门诊收治入院治疗，偶有腰痛，余查体正常，专科检查未见异常。

临床诊断：肾囊肿；慢性肾脏病 5 期。

疾病分类诊断及编码：获得性肾囊肿（N28.1）；慢性肾脏病 5 期（N18.5）；血液透析状态（Z99.2）。

解释：获得性肾囊肿是指在终末期肾衰竭情况下，非囊肿性肾病产生的肾囊肿。

（二）先天性肾囊肿分类于 Q61.-。

【案例与描述】患者，女性，64 岁，既往患多囊肾 10 余年，肾功能异常 1 月余，有尿频、尿急。腹部 B 超显示：双肾多发囊性占位（多囊肾？左肾 11.8 cm×5.8 cm×5.7 cm，右肾 17.9 cm×8.1 cm×8.6 cm）。给予利尿、止痛等对症治疗。

临床诊断：成人型多囊肾；慢性肾功能不全。

疾病分类诊断及编码：多囊肾（Q61.3）；慢性肾功能不全（N18.9）。

四、根治性膀胱切除术

(一)男性根治性膀胱切除术编码为57.71,要另编码淋巴结清扫术(40.3或40.5),以及尿路转流术(56.51～56.79)。

【案例与描述】患者,男性,60岁,因膀胱癌入泌尿外科,行根治性膀胱切除术。术中切除膀胱、前列腺、精囊及脂肪组织,髂淋巴结根治性切除。于脐与侧髂嵴连线中点处做一个直径1.0 cm皮肤孔,切除多余脂肪和肌层,并将肌层和腹外斜肌腱膜间断缝合,形成输出口,将双侧输尿管自输出口牵出,将输尿管末端外翻缝合成乳头状,并间断与皮肤缝合。

手术操作名称:根治性膀胱切除术;输尿管皮肤造口术;髂淋巴结清扫术。

手术操作分类及编码:根治性膀胱切除术(57.71);输尿管造口术(56.61);髂淋巴结根治性切除术(40.53)。

(二)女性膀胱根治术,分为盆腔内容物部分切除术(57.71)和盆腔廓清术(68.8),要另编码淋巴结清扫术(40.3或40.5),以及尿路转流术(56.51～56.79)。

【案例与描述】患者,女性,68岁,因膀胱癌合并盆腔广泛转移入院行"根治性膀胱癌切除术+输尿管肠吻合术"。术中切除膀胱、尿道、阴道、子宫、双侧附件、部分大网膜,并进行区域性淋巴结的清扫,因患者自身肠道条件不足且拒绝行回肠膀胱术,故决定将输尿管与乙状结肠吻合,实现尿路的转流。

手术操作名称:根治性膀胱切除术、全子宫切除术、双侧附件切除术、阴道切除术、输尿管肠吻合术、大网膜部分切除术、区域性淋巴结的清扫术。

手术操作分类及编码:女性盆腔廓清术(68.8);输尿管-结肠吻合术(56.71);网膜部分切除术(54.4);区域性淋巴结清扫术(40.3)。

(三)当同时行膀胱重建术时,选择根治性膀胱手术(包括男性盆腔脏器去除术、女性盆腔廓清术)作为主要编码。

【案例与描述】患者,男性,65岁,因膀胱癌入泌尿外科,行根治性膀胱切除术。术中切除膀胱、前列腺、精囊及脂肪组织,选取乙状结肠20 cm呈"U"形折叠,以直线切割吻合器行侧吻合,形成新膀胱。

手术操作名称:乙状结肠代膀胱术、根治性膀胱切除术、乙状结肠部分切除术、乙状结肠直肠吻合术。

手术操作分类及编码:根治性膀胱切除术(57.71);乙状结肠代膀胱术(57.87);结肠部分切除术用于间置术(45.52)。

(四)膀胱切除后须进行尿路重建术(尿路转流),分为外转流和内转流两种。尿路外转流术包括:输尿管回肠皮肤造口术(56.51),输尿管造口术(56.61)。尿路内转流术包括:输尿管肠吻合术(56.71),膀胱重建术(57.87)。

原位膀胱术的膀胱重建是采用分离的肠段代替切除的膀胱,因此除编码膀胱重建术外,还要编码肠段分离术(45.51～45.52)(45.50 肠段分离术 NOS 不能使用)。

【案例与描述 1】患者，男性，62 岁，因膀胱癌行“膀胱癌根治性切除术＋输尿管造口术”。术中完整切除膀胱、前列腺、精囊，清扫双侧髂血管周围淋巴结。于右侧腹壁做一小切口，将右侧输尿管于该切口引出，4 号线间断缝合输尿管并与皮肤固定。

手术操作名称：根治性膀胱切除术；输尿管皮肤造口术；髂淋巴结根治性切除术。

手术操作分类及编码：根治性膀胱切除术(57.71)；输尿管造口术(56.61)；髂淋巴结根治性切除术(40.53)。

【案例与描述 2】患者，男性，70 岁，因膀胱癌行“根治性膀胱癌切除术＋回肠代膀胱术”。术中将膀胱与前列腺游离并切除，取回肠末端 15 cm 作为回肠膀胱，恢复肠道连续性后，输尿管与回肠做端侧吻合，回肠近端埋于腹膜后，远端做腹壁造口。术中做了区域性淋巴结清扫。

手术操作名称：根治性膀胱切除术；输尿管-回肠皮肤造口术；区域性淋巴结清扫术。

手术操作分类及编码：根治性膀胱切除术(57.71)；输尿管-回肠皮肤造口术(56.51)；区域性淋巴结清扫术(40.3)。

【案例与描述 3】患者，男性，51 岁，因膀胱癌入院行“根治性膀胱癌切除术＋原位膀胱术”。术中将膀胱、精囊和部分前列腺切除，清扫双侧髂血管周围淋巴结，在距离回盲部 10 cm 处分离出长约 18 cm 的回肠，恢复肠道连续性后，将代膀胱的回肠做成尿囊，把两侧输尿管分别置入储尿囊肠系膜对侧缘 1 cm 处，缝线固定，并从尿道口插入三腔气囊尿管进入新的膀胱，注水约 15 mL，牵拉向下固定，缝合吻合口，注入生理盐水充盈膀胱后无渗漏，吻合口无张力。

手术操作名称：膀胱重建术；根治性膀胱切除术；回肠段分离术；髂淋巴结根治性切除术。

手术操作分类及编码：根治性膀胱切除术(57.71)；膀胱重建术(57.87)；小肠部分切除用于间置术(45.51)；髂淋巴结根治性切除术(40.53)。

五、前列腺手术

(一)前列腺切除手术入路不同，则编码不同。

【案例与描述】患者因前列腺肥大住院行手术治疗。

手术操作名称：经尿道前列腺等离子切除术。

手术操作分类及编码：经尿道前列腺电切除术(60.29)。

(二)前列腺癌根治性切除手术，其任何入路均编码于 60.5，腹腔镜辅助则使用扩展码，机器人辅助则再编码 17.42。

【案例与描述】患者因前列腺癌住院行手术治疗。

手术操作名称：经腹腔镜前列腺癌根治术；尿道成形术。

手术操作分类及编码：腹腔镜下前列腺根治性切除术(60.5)。

(三)同一次手术中进行的根治性前列腺切除术和根治性盆腔淋巴结清扫术，应再编码 40.5(盆腔淋巴结清扫术)。

【案例与描述】患者因前列腺癌住院行手术治疗。

手术操作名称：经腹腔镜前列腺癌根治术；盆腔根治性淋巴结清扫术。

手术操作分类及编码：腹腔镜下前列腺癌根治性切除术(60.5)；盆腔淋巴结清扫术(40.59)。

思考题

1.简述编码"Z49.1 血液透析""Z99.2 血液透析状态"的区别及用法。

2.试总结"根治性膀胱切除术"手术的分类方法。

参考文献

[1]陆田田，陆丹艳，覃华凌，等.312 例膀胱癌 ICD 编码常见错误分析[J].中国病案，2022，23(8)：26-28.

[2]罗以娟，谭永恒.探讨慢性肾衰竭 ICD 编码[J].中国病案，2016，17(3)：34-35.

[3]郑博闻，于爽.165 份膀胱癌根治术的 ICD-9-CM-3 编码错误分析[J].中国病案，2018，19(9)：16-18.

第十章

普通外科专业

一、大肠息肉

(一)大肠息肉分为肿瘤性息肉和非肿瘤性息肉。肿瘤性息肉按肿瘤病理分类。

【案例与描述 1】患者 4 个月前因腹痛入院后,行肠镜检查显示降结肠无蒂息肉,活检钳除。病理回报显于低级别管状腺瘤。

临床诊断:结肠息肉。

疾病分类诊断及编码:降结肠良性肿瘤(D12.4);管状腺瘤(M8211/0)。

解释:有些患者出院时病理报告并未返回至病历中,造成医生在填报病案首页时无法对“息肉”的性质进行判断,此时可先按“息肉”填报数据,待病理报告反馈结果后再进行相应修订。

【案例与描述 2】患者结肠多发息肉病史 4 年,本次因便血入院。肠镜显示结肠多处息肉,横结肠 9 块、降结肠 4 块、升结肠 3 块、乙状结肠 2 块,活检钳除。病理回报均呈低级别管状腺瘤。

临床诊断:结肠多发性息肉。

疾病分类诊断及编码:结肠良性肿瘤(D12.6);管状腺瘤(M8211/0)。

(二)非肿瘤性息肉临床上最常见的是增生性息肉和炎症性息肉。炎症性息肉又名假息肉或纤维上皮性息肉,是肠黏膜长期慢性炎症引起的息肉样肉芽肿。

增生性息肉(化生性息肉)是临床最常见的结肠非肿瘤性息肉,分类于 K63.5。

炎症性息肉按病因分类。

【案例与描述 1】患者半年前腹胀,偶有稀便(2 次/天)。入院后肠镜检查显示降结肠息肉 1 块,活检钳除。病理回报为增生性息肉。

临床诊断:结肠息肉。

疾病分类诊断及编码:降结肠息肉(K63.5)。

【案例与描述 2】患者有非洲务工史,3 天前出现腹泻、腹痛,每天排便 10 余次。1 天前回国,因高热受检验检疫部门排查,行便检显示有阿米巴滋养体。入院后行结肠镜检见结肠多处溃疡性息肉,并活检 2 块。病理回报显示结肠黏膜内急、慢性炎性细胞浸润,固有层水肿,灶性淋巴细胞增生,隐窝脓肿,见阿米巴滋养体。

临床诊断:感染性腹泻(阿米巴原虫);结肠息肉。

疾病分类诊断及编码:阿米巴痢疾(A06.0);结肠息肉(K63.5)。

二、腹股沟疝

(一)腹股沟疝同时伴有梗阻和坏疽时,应分类于疝伴有坏疽。

【案例与描述】患者右下腹壁可触及包块,入院后完善了相关检查。术中提示右下腹斜疝,回盲部肠梗阻且有坏死肠段,切除坏死肠段 10 cm 后行端端吻合,术后恢复良好,出院。

临床诊断:单侧腹股沟斜疝;小肠坏死;小肠梗阻。

疾病分类诊断及编码:单侧腹股沟斜疝伴坏疽(K40.4)。

(二)若一侧为斜疝,另一侧为直疝,应分类至 K40.2,以表达双侧不同类型疝同时存在。

【案例与描述】术中见左侧嵌顿性腹股沟直疝,右侧可复性腹股沟斜疝,经探查未见梗阻及坏死,逐一还纳缝合后安返病房,恢复良好后出院。

临床诊断:左侧嵌顿性腹股沟直疝;右侧可复性腹股沟斜疝。

疾病分类诊断及编码:双侧腹股沟疝(一侧直疝、一侧斜疝)(K40.2)。

(三)若同侧为复合疝时,编码于 K40.9。

【案例与描述】术中见左侧腹股沟复合疝,其中斜疝疝囊体 2 cm×2 cm,直疝疝囊体 2 cm×3 cm,逐一还纳后补片修补缝合,未见梗阻及坏疽。术后恢复良好出院。

临床诊断:左侧腹股沟斜疝;左侧腹股沟直疝。

疾病分类诊断及编码:单侧腹股沟疝(K40.9)。

三、肝硬化

(一)肝硬化病因不同则编码不同:梅毒性肝硬化(A52.7†K77.0*)、酒精性肝硬化(K70.3)、药物性肝硬化(K71.7)、胆汁性肝硬化(K74.3～K74.4)、病毒性肝炎后肝硬化(K74.6)、自身免疫性肝硬化(K74.6)、隐源性肝硬化(K74.6)、门脉性肝硬化(K74.6)等。

【案例与描述】患者,男性,52 岁,因乏力、腹胀 9 年,加重 1 个月入院。患者有乙肝携带史 32 年,1 个月前无明显诱因出现乏力、纳差、腹胀,并呈进行性加重,伴尿少、食欲下降,大便基本 2 天 1 次,未见明显黑便,为进一步治疗入院。查体:患者神志清,精神欠佳,肝病面容,自主体位,检查合作。胸壁可见蜘蛛痣,可见肝掌。腹略膨隆,肝肾区无叩击痛,移动性浊音阳性,肠鸣音正常,双下肢轻度水肿。

临床诊断:肝炎后肝硬化。

疾病分类诊断及编码:肝炎后肝硬化(K74.6)。

(二)肝硬化失代偿期合并食管胃底静脉曲张伴或不伴破裂出血,应采用星号、剑号合并编码。

【案例与描述 1】患者,男性,57 岁,因患酒精性肝硬化、食管胃底静脉曲张、门静脉高压、脾大、凝血功能异常、低蛋白血症入院治疗。

临床诊断:酒精性肝硬化失代偿期;食管胃底静脉曲张;门静脉高压;脾大;凝血功能

异常；低蛋白血症。

疾病分类诊断及编码：酒精性肝硬化伴食管胃底静脉曲张（K70.3†I98.2*）。

【案例与描述 2】患者因呕血 1 天入院。入院后经胃镜检查证实为食管静脉曲张破裂出血。

临床诊断：肝硬化；食管静脉曲张破裂出血。

疾病分类诊断及编码：肝硬化伴食管静脉曲张破裂出血（K74.6†I98.3*）。

四、食管、胃、十二指肠镜检查

（一）若为直接活检，只编码活检，不再编码内镜检查。

（二）若为钳除后活检，钳除被视为切除，只编码切除术，不再编码活检；就类似于器官切除后的活检无须编码。

解释：注意查看内镜报告是单纯内镜检查还是有活检，活检区分是钳除后活检还是直接取活检。

（三）结直肠息肉的诊断只是临床诊断，最终要根据病理结果明确不同性质的息肉。内镜下息肉切除术的编码根据不同息肉的疾病性质予以区别编码。结肠息肉切除术则应分类于 45.42（直肠的相同情况分类于 48.36）；若为肿瘤则应分类于 45.43（直肠的相同情况分类于 48.35）。

【案例与描述 1】患者因结肠息肉入院行电子结肠镜下病变活检，并行电凝电切，病理结果显示管状腺瘤。

手术操作名称：电子结肠镜下结肠息肉电凝电切术＋结肠活检。

手术操作分类及编码：内镜下结肠病损切除术（结肠活检省略编码）（45.43）。

【案例与描述 2】患者因直肠息肉入院行内镜下直肠病变氩气切除术。

手术操作名称：内镜下直肠息肉氩气切除术。

手术操作分类及编码：直肠（内镜的）息肉切除术（48.36）。

（四）当临床诊断多发息肉，术后病理显示肿瘤性息肉和非肿瘤性息肉多种情况时要分别编码，且 45.43（内镜下大肠肿瘤切除术）优先于 45.42（内镜下大肠息肉切除术）。多种操作形式采用多个编码。

【案例与描述 1】患者因结肠多发息肉入院行电子结肠镜检查，可见 15 个黏膜隆起，最大者位于结肠 75 cm 处，分块行黏膜切除术，离子凝固处理残端，止血夹夹闭切口。结肠 50 cm 隆起处行电凝电切。病理结果显示：（结肠 50 cm）炎性息肉，（结肠 75 cm）低分化管状腺瘤。

手术操作名称：内镜下结肠黏膜切除术＋内镜下结肠病损氩气治疗＋内镜下结肠电凝电切术。

手术操作分类及编码：内镜下结肠黏膜切除术（45.43）；内镜下结肠息肉切除术（45.42）。

解释：本次操作中病损切除后的常规止血要省略编码，以控制出血为主要目的的内镜下结肠治疗性操作才可编码为内镜下结肠止血术（45.43）。

【案例与描述 2】患者头晕、头痛 1 个月余，住院检查后明确诊断为脑梗死，随后对症治疗，临近出院时行胃肠镜检查发现患者存在胃息肉，行胃镜下胃息肉切除术。

病案首页填写诊断及编码：脑梗死(I63.9)；胃息肉(K31.7)。

病案首页填写手术操作名称及编码：内镜下胃息肉切除术(43.41)。

医保结算清单诊断及编码：胃息肉(K31.7)；脑梗死(I63.9)。

医保结算清单手术操作名称及编码：内镜下胃息肉切除术(43.41)。

解释：按照编码总则选择“脑梗死”作为主要诊断，但“胃息肉切除”花费最高。

五、乳腺癌切除术

(一)乳腺癌改良根治术，单侧编码于 85.43，双侧编码于 85.44；其术式已包含腋窝淋巴结切除，故腋窝淋巴结切除无须另编码。

【案例与描述】沿肿块周缘分离乳腺组织，完整切除肿块后，将切除组织快速冰冻病理检查。半小时后病理结果回报显示：浸润性导管癌。遂行左乳腺癌改良根治术……沿胸大肌表面切除乳腺及脂肪组织(包括胸大肌筋膜)并清除胸大、小肌之间脂肪组织，清除腋窝周围脂肪及淋巴组织……最后将乳房连同乳房周围脂肪组织、腋窝脂肪组织、淋巴组织整块切除送病理检查。

手术操作名称：左乳腺肿物切除活检；乳腺癌改良根治术。

手术操作分类及编码：单侧乳腺改良根治术(85.43)。

(二)若在同一手术台次切除不同乳房部位并采取不同术式，则应分别编码。

【案例与描述】……于左侧乳晕外缘皮内注入亚甲蓝 0.5 mL……可见蓝染淋巴管……可见数枚蓝染淋巴结聚集成簇，完整切除淋巴结及周围脂肪组织，送快速冰冻病理检查。继续行左侧乳腺切除术……继续取右侧乳腺梭形切口长约 15 cm，切开皮肤、皮下组织……沿胸大肌表面切除乳腺及脂肪组织，并清除胸大、小肌之间的脂肪组织。将乳房连同乳房周围脂肪组织整块切除……自腋静脉向下清除腋静脉周围的脂肪组织及淋巴组织，深面达前锯肌表面筋膜。最后将腋窝脂肪组织、淋巴组织整块切除。

手术操作名称：右侧乳腺改良根治术；左侧乳腺切除术＋左侧前哨淋巴结活检。

手术操作分类及编码：单侧乳房改良根治术(85.43)；单侧单纯乳房切除术(85.41)；前哨淋巴结活检术(40.11)。

(三)单纯乳房切除术，单侧编码于 85.41，双侧编码于 85.42。前哨淋巴结切除活检术是乳腺癌术式选择、判断预后的关键步骤，故要另编码前哨淋巴结活检术于 40.11。

【案例与描述】……沿肿块周缘分离乳腺组织，完整切除肿块，将切除组织快速冰冻病理检查。半小时后结果回报显示：浸润性癌。遂行右乳腺体切除＋前哨淋巴结活检……于右乳晕外上区皮下注射亚甲蓝注射液约 1 mL。15 分钟后取右乳腺横梭形切口长约 15 cm……于皮下组织内寻找蓝染淋巴管，沿淋巴管寻找蓝染淋巴结，扩大切除蓝染前哨淋巴结，将切除淋巴结送病理检查，结果未检到癌……后沿胸大肌表面切除乳腺及脂肪组织……

手术操作名称:右乳腺肿物切除活检;右乳腺切除术;右前哨淋巴结活检。

手术操作分类及编码:单侧单纯乳房切除术(85.41);前哨淋巴结活检(40.11)。

(四)保留乳头乳晕复合体的乳腺癌切除术(不伴同期植入术),单侧编码于(85.34),双侧编码于(85.36)。

【案例与描述】……切开皮肤、皮下组织,自皮下浅筋膜内游离皮瓣,向上分离至锁骨下,向内至胸骨,外侧至背阔肌前缘,向下至腹直肌前鞘上段及肋弓,保留乳头乳晕复合体……切除乳腺及脂肪组织……清除腋静脉周围脂肪及淋巴组织,深面达前锯肌表面筋膜,最后将乳房连同乳房周围脂肪组织、腋窝脂肪组织、淋巴组织整块切除送病理检查。

手术操作名称:保留乳头乳晕复合体的左乳腺癌切除术;腋窝淋巴结根治性切除术。

手术操作分类及编码:保留乳头的单侧皮下乳房切除术(85.34);腋窝淋巴结根治性切除术(40.51)。

(五)乳房切除后同时行乳房再造术,以乳房切除术为主要编码。

【案例与描述】患者仰卧位,应用划线笔在右乳乳晕及病灶体表投影包含范围内设计纵梭形切口,大小约 6 cm×10 cm,腹部脐下设计横行腹直肌肌皮瓣,约 20 cm×6 cm 大小。手术分为两组进行,术中各组手术器械独立使用,互不交叉。行右侧乳癌改良根治术:取右乳纵梭形切口,切开皮肤及皮下组织……切除乳腺组织。清除腋窝淋巴壁下动静脉近端淋巴结,切断腹壁下动静脉,完整切取横行腹直肌瓣备用,应用 3-0 单丝将10 cm×5 cm 大小补片连续缝合固定于左侧腹直肌缺损部位,4 号线间断缝合腹壁深层组织,1 号线间断缝合皮下浅层组织,4-0 单丝皮内连续缝合切口,拉膜减张贴合,无菌敷料外部加压固定。分离解剖右侧胸背动静脉,应用显微外科器械及 9-0 单丝线将游离横行腹直肌腹壁下动静脉分别与胸背动静脉近心端吻合,松开血管夹可见游离皮瓣血运恢复良好,应用 1-0 丝线缝合固定塑形右侧再造乳房于右侧乳腺组织切除后创面,可见再造乳房形态良好。

手术操作名称:右侧乳房改良根治术+游离 TRAM 瓣移植右侧乳房再造术。

手术操作分类及编码:单侧乳房改良根治术(85.43);乳房重建术应用游离横行腹直肌瓣移植(85.73)。

六、腹股沟疝修补术

(一)腹腔镜伴有移植物的腹股沟疝修补术要分类到 17.-,除此以外的腹股沟疝修补术均为 53.-。

【案例与描述】……于腹正中脐下 1 cm 处取纵向切口(A 孔)长约 1.2 cm……制造 CO_2 气腹至压力为 14 mmHg……考虑为斜疝……自 A 孔置入 CONVIDIEN3D 解剖补片(右侧补片)……探查左侧未见腹股沟疝表现……术毕。

手术操作名称:腹腔镜下腹股沟疝无张力修补术。

手术操作分类及编码:腹腔镜腹股沟斜疝补片修补术(17.12)。

(二)区分单侧还是双侧的疝修补术。单侧为复合(一斜疝,一直疝)修补术时不能编码两次手术，依据术式并遵照亚目轴心合并编码为17.1-或53.0-。双侧疝即使临床表现不同（一侧斜疝，一侧直疝），也应编码为17.2-或53.1-。

【案例与描述】逐层切开皮肤、皮下组织、腹外斜肌腱膜……探查……见左侧手术过程：复合疝，其中斜疝疝囊体约2 cm×2 cm，阴囊……直疝疝囊体约3 cm，后壁……内翻缝合还纳疝囊……腹股沟管后壁放置德迈平片并铺于精索后方……缝合，快速将皮肤对齐并闭合。

手术操作名称：腹股沟直疝修补术＋腹股沟斜疝修补术。

手术操作分类及编码：单侧腹股沟直疝和斜疝无张力修补术（53.03）。

七、食管癌根治术

定义：食管癌根治术是对食管癌进行手术切除的统称，包括肿瘤切除，肿瘤上下端足够长度的食管、受累组织器官的切除，部分胃切除，以及周围软组织及淋巴结清扫、消化道重建等。

规则：食管癌根治术可能涉及的手术包括肿瘤切除[食管部分或全部的切除（42.41/42.42）]、受累器官切除[胃部分切除术伴有食管-胃吻合术（43.5）]、胸内食管吻合术[胸内食管-食管吻合术（42.5-/42.6-）]、小肠食管间置[胸内食管吻合伴小肠间置术（42.53）]、空肠或结肠切除间置术[小肠段分离术（45.51/45.52）]和区域性淋巴结清扫术（40.3）或根治性清扫术（40.5）。根据手术情况，以上均需逐一编码。食管部分切除为主要编码。

【案例与描述】……根治性清扫纵隔淋巴结……切除病损段食管，测量长度……按间置长度切除一段回肠……至胸内与食管行端端吻合……术毕。

手术操作名称：食管癌根治术伴小肠间置术。

手术操作分类及编码：食管部分切除术（42.41）；胸内食管吻合伴回肠间置术（42.53）；回肠部分切除术（45.51）；纵隔淋巴结清扫术（40.59）。

八、胃癌根治术

（一）根治性远端胃切除术要区分消化道重建毕Ⅰ式胃-十二指肠吻合（43.6）或毕Ⅰ式胃-空肠吻合术（43.7），相应的淋巴结切除要另编码。

【案例与描述】……取上腹正中切口约15 cm，逐层进腹……胃体部见约1 cm×1 cm大小肿物……结合术前胃镜检查结果，决定行胃大部切除（毕Ⅰ式吻合）……清除第6组淋巴结……沿大弯侧清扫第2、4组淋巴结……清扫7、8、9、11、12组淋巴结……清扫1、3组淋巴结……切断十二指肠，消毒断面，残端缝合，置入26 mm吻合器抵钉座，距肿瘤上缘超过5 cm作为预切除处……90 mm闭合器夹闭并切断胃壁，移除标本……

手术操作名称：胃大部切除（毕Ⅰ式吻合）。

手术操作分类及编码：胃大部切除伴胃-十二指肠吻合术（43.6）；区域淋巴结切除术（40.3）。

（二）全胃根治性切除术（43.99）中包括消化道重建食管-小肠的吻合，无须另编码。

【案例与描述】……取上腹正中切口，自剑突至脐旁……贲门下胃体小弯侧可见胃壁增厚，大小约 10 cm×8 cm……术中诊断“胃癌”，遂决定行“根治性全胃切除术”……清除第 6 组淋巴结……清除第 5 组淋巴结……清除第 7 组淋巴结，向两侧分别清扫 8、9、10、11 组淋巴结……贲门上 2 cm 离断食管，缝合，置抵钉座待用，距屈氏韧带 45 cm 作为预吻合处祥式上提空肠，空肠开口插入吻合器……旋出吻合器后检查两切割环完整，可吸收缝线缝合加固吻合口……

手术操作名称：胃癌根治术(根治性全胃切除术＋淋巴结清扫术＋食管-空肠 Roux-en-Y 吻合术)。

手术操作分类及编码：全胃切除伴食管空肠吻合术(43.99)；区域淋巴结切除术(40.3)。

九、直肠癌根治术

(一)经腹直肠癌根治术(Dixon 手术)：又称直肠低位前切除术，适用于中高位直肠癌。切除范围包括乙状结肠和部分直肠。直肠系膜全切，周围淋巴结清扫，保留肛门，重建方式为乙状结肠与直肠吻合，编码为 48.63，淋巴结清扫不需另编码，如行预防性回肠造口(暂时)则需另编码。

【案例与描述】探查，肿物位于腹膜反折以上，大小约 5 cm……夹闭切断直肠远端肠管……将近段肠管及肿物自切口提出至腹外……清扫周围淋巴结，切断移除标本……放入 31 mm 圆形吻合器底钉座结扎固定……自肛门插入圆形吻合器主体……激发吻合……安返病房。

手术操作名称：直肠癌根治术。

手术操作分类及编码：直肠前切除术(48.63)。

(二)腹会阴联合直肠癌根治术(Miles 手术)：适用于低位的直肠癌。切除范围包括乙状结肠远端、全部直肠、肠系膜下动脉及其区域淋巴结、肛提肌、坐骨、直肠窝内脂肪、肛管及肛门周围直径 5 cm 的皮肤及全部肛门括约肌，重建方式为乙状结肠近端造口，编码为 48.5-。淋巴结清扫不需要编码。

【案例与描述】……取下腹正中切口长约 15 cm，逐层进腹……直肠下段见硬质肿块，大小约 3 cm×3 cm……决定行直肠癌根治术。清扫肠系膜根部淋巴结后予以切断……将近端乙状结肠断端提出造瘘口 5 cm，完成腹膜外法造瘘术……会阴部手术组用荷包缝合，关闭肛门口……与腹部手术会合，将远端乙状结肠和直肠拉出切口外，切断部分耻骨直肠肌，直至将肛门、直肠、乙状结肠由会阴部切除……

手术操作名称：腹会阴联合直肠癌根治术。

手术操作分类及编码：开放性腹会阴直肠切除术(48.52)。

(三)经腹直肠前切除伴结肠造口术(Hartmann 手术)：适用于全身一般情况差，不能耐受 Miles 手术或不宜进行 Dixon 手术的直肠癌患者。手术方式为经腹直肠癌切除、近端造口、远端封闭，编码为 48.62(肠造口术无须另编码)。

【案例与描述】……取下腹正中切口约 15 cm，逐层切开……直肠上段可及质韧区域，范围约 6 cm×4 cm，局部外侵，术中决定行 Hartmann 手术……清扫肠系膜根部淋巴结……将直肠前后左右都分离到肿瘤远端 5 cm……直肠切割器离断直肠息肉……距肿瘤上缘 15 cm 处置两把 Kocher 钳，切断乙状结肠后，断端消毒保护，移除肿物。将近端乙状结肠断端自造口处拉出腹腔外 4 cm，分别将肠壁浆肌层与腹膜、腹外斜肌腱膜间断缝合1 周……完成乙状结肠造瘘……

手术操作名称：直肠癌根治术。

手术操作分类及编码：腹腔镜下直肠前切除同时伴结肠造口术(48.62)。

十、经导管动脉化疗栓塞和灌注化疗

(一)经导管动脉化疗栓塞术(transcatheter arterial chemoembolization，TACE)：是将带有化疗药物的栓塞剂(如碘化油、明胶、海绵等)经肿瘤供血动脉分支进行栓塞治疗，是治疗肝癌、胃癌、食道癌等实体肿瘤的介入治疗方法。

手术操作分类及编码：经导管动脉栓塞术(不同部位可用扩展码表达)(39.79)；动脉化疗栓塞(99.25)。

(二)经导管动脉栓塞术(transcatheter arterial embolization，TAE)：单纯用栓塞剂(颗粒型)对肿瘤供血动脉分支进行栓塞。目前临床应用除治疗实体恶性肿瘤外，也逐渐应用于良性肿瘤的治疗，如子宫肌瘤。

手术操作分类及编码：经导管肝动脉栓塞术(不同部位可用扩展码表达)(39.79)，同时注意不包括的情况。

(三)经导管动脉灌注术(transcatheter arterial infusion，TAI)：是经肿瘤供血动脉一次性冲击灌注化疗，是治疗肝癌、胃癌、食道癌等实体肿瘤的介入治疗方法。

手术操作分类及编码：(不同部位)经导管动脉灌注术(如肝 50.93、肾 55.95、结直肠 46.96 等)和化疗药物灌注(99.25)。

【案例与描述】患者因下肢肿胀入住介入诊疗科，住院后明确诊断为下肢静脉血栓，住院第二天行下腔静脉滤器植入＋下肢静脉取栓术，第三天检查结果示直肠异常信号，随后转肿瘤科治疗，共住院 18 天。

病案首页填写主要诊断名称及编码：直肠恶性肿瘤(C20)。

病案首页填写手术操作名称及编码：下腔静脉滤器置入术(38.7)。

医保结算清单主要诊断名称及编码：下肢静脉血栓形成(I80.3)。

医保结算清单手术操作名称及编码：下腔静脉滤器置入术(38.7)。

思考题

1.内镜下，试分析“内镜检查”“活检”“切除”之间的编码关系。

2.“直肠癌根治术”有几种术式，如何编码？

参考文献

[1]沈英，袁波英，王锦毓，等.肝胆胰肿瘤外科 DRG 入组错误案例分析[J].中国病案，2023，24(1)：34-36.

[2]许萍，张宝珍，江丽凤.直肠癌常见微创术式及 ICD 编码分析[J].现代医院，2023，23(10)：1535-1537.

[3]战凯，孟伟光.乳腺癌的疾病诊断和手术编码浅析[J].临床普外科电子杂志，2021，7(3)：35-40.

[4]张翔."大肠息肉"在 ICD-10 分类中准确编码的分析[J].健康必读，2019(13)：298.

第十一章

骨科医学专业

一、骨折

(一)骨质疏松伴病理性骨折,分类于 M80.-,其亚目编码进一步说明骨质疏松的病因。

【案例与描述】患者,女性,55 岁,卵巢切除 10 年,诉在公交车上因颠簸致腰部疼痛 1 小时入院。

临床诊断:L1 压缩性骨折;严重骨质疏松。

疾病分类诊断及编码:卵巢切除术后骨质疏松伴病理性骨折(M80.1)。

(二)骨原发性肿瘤或疾病导致病理性骨折时,采用星号、剑号双重分类。

【案例与描述】患者,男性,58 岁,在无明显诱因下出现左大腿疼痛半年,加重 2 天入院。CT 显示:股骨下端外侧偏心性骨质破坏区,密度不均,内夹杂稍高密度影,与正常骨组织分界欠清晰,骨皮质膨胀不明显,且骨皮质被穿破,无骨膜反应。影像学诊断:左股骨下段病理性骨折。活组织检查病理提示:骨肉瘤。

临床诊断:左股骨下端骨肉瘤;病理性骨折。

疾病分类诊断及编码:肿瘤性病理性骨折(D48.9†M90.7*);股骨恶性肿瘤(C40.2)。

(三)有明显外力造成骨折时,即使存在骨质疏松情况,也按照创伤性骨折进行编码。

【案例与描述】患者,女性,60 岁,既往有骨质疏松病史,因横穿马路时被汽车撞伤,致左尺、桡骨骨折入院。X 线显示:左侧尺、桡骨骨折。

临床诊断:左尺、桡骨骨折;骨质疏松。

疾病分类诊断及编码:尺骨和桡骨骨干均骨折(S52.4);骨质疏松(M81.9)。

(四)疲劳性骨折(应力性骨折)不属于病理性骨折。

【案例与描述】患者,男性,25 岁,篮球运动员。诉 2 个月前无明显外伤感觉右足背疼痛,休息 3 天后好转。近 1 周内再次出现疼痛,无红肿,有局部压痛。X 线检查显示:右足第一跖骨骨膜增生,骨折线、骨痂形成。

临床诊断:右足第一跖骨骨折。

疾病分类诊断及编码:疲劳性骨折(M84.3)。

二、骨关节病

(一)非感染性骨关节病分类于 M15～M19。

【案例与描述】患者,女性,55 岁,在无明显诱因下反复右髋关节疼痛,跛行 5 年,加重

10天入院。CT显示：右髋关节软骨变性、变薄，并在软骨下及关节周围有新骨形成。

临床诊断：右髋关节病。

疾病分类诊断及编码：原发性单侧髋关节病(M16.1)。

(二)感染和炎症性骨关节病分类于M00～M13。

【案例与描述】患者，男性，43岁，因发热伴右膝关节疼痛、肿胀1周入院。CT显示：肿胀软组织阴影和滑膜渗液现象，关节腔内有气体。关节腔穿刺抽出脓液，培养为大肠杆菌。

临床诊断：大肠杆菌性膝关节炎。

疾病分类诊断及编码：大肠杆菌性膝关节炎(M00.8)；大肠杆菌感染(B96.2)。

三、颈椎病

定义：颈椎病在我国特指颈椎退行性病变或颈椎骨性关节炎，是一种以退行性病理改变为基础，并且影响脊髓、神经根、血管等周围组织，产生相应的临床表现的疾患。

颈椎病按临床表现分类如下：

神经根型颈椎病(M47.2†G55.2*)。

脊髓型颈椎病(M47.1†G99.2*)。

椎动脉型颈椎病(M47.0†G99.2*)。

交感神经型颈椎病(M47.2†G55.2*)。

混合型颈椎病(M47.8)。

颈型颈椎病(M47.8)。

【案例与描述1】患者因颈后酸痛伴左上臂憋胀不适18个月入院。曾予以保守治疗，症状无缓解。专科查体其阳性体征：颈6棘突周围、颈肩部压痛阳性，左肘部外侧活动感觉轻度减退。颈椎屈伸活动轻微受限。颈神经牵拉试验和颈神经挤压试验(+)。颈椎MRI：C5～6椎间盘突出、硬脊膜受压、左侧神经根受压。住院行“颈椎前路椎间盘摘除、椎管减压、Cage植入、植骨融合术”。

临床诊断：颈椎病。

疾病分类诊断及编码：神经根型颈椎病(M47.2†G55.2*)。

【案例与描述2】患者因下肢沉重乏力，步态不稳入院。专科查体：霍夫曼征(+)、巴宾斯基征(+)。颈椎MRI：颈椎退行性改变、C4/5、C5/6、C6/7椎管狭窄和脊髓变性。手术行“C4～7椎体前路椎间盘摘除、椎管减压、Cage植入、钢板螺钉内固定术”。

临床诊断：颈椎病。

疾病分类诊断及编码：脊髓型颈椎病(M47.1†G99.2*)。

【案例与描述3】患者以长期伏案工作后出现头晕伴耳鸣、视物模糊，偶伴步态不稳，住院后完善相关检查。专科查体：后仰旋颈试验(+)。颈椎MRI平扫显示：钩椎关节增生，椎间隙变窄，压迫一侧椎动脉。

临床诊断：颈椎病。

疾病分类诊断及编码：椎动脉型颈椎病（M47.0†G99.2*）。

【案例与描述 4】患者，女性，40 岁，颈部痛伴双上肢麻痛 10 余年，伴有头痛、头晕，近期感觉症状加重，入院。触诊：项韧带压痛明显。颈椎第二横突部压痛，并向头颈部扩散，重按时头晕、恶心、心慌。颈部活动时，颈部疼痛加重。X 线显示：颈椎正位片显示椎体上下排列不整，多椎体向左和右移位，C3～5 椎间关节骨性增生明显；斜位片显示 C3～5 左右两侧椎间孔变形狭窄。

临床诊断：颈椎病。

疾病分类诊断及编码：交感神经型颈椎病（M47.2†G55.2*）。

【案例与描述 5】患者，女性，50 岁，颈部持续疼痛，伴有头痛、头晕、双手臂麻痛无力。近期明显加重，要求入院治疗。X 线显示：颈椎正位片显示椎体排列不整，C1～2 齿状突有移位，未见骨折。侧位片显示颈 C3、C4、C5 后移位，椎间隙后方增宽，以 C4～5 椎间隙为中心向后弓成角变形。斜位片显示椎间孔左、右不同程度狭窄变形。MRI 检查显示：颈 C3～5 段椎管狭窄，C3～5 椎间盘膨出，脊髓和硬脊膜明显受压。

临床诊断：颈椎病。

疾病分类诊断及编码：混合型颈椎病（M47.8）。

【案例与描述 6】颈型颈椎病：颈椎退变本身产生的颈部酸痛、僵硬不适，临床表现为颈部晨僵、静息后痛，活动后有所缓解，颈部劳累后疼痛加重。查体：项肌痉挛，颈椎各方向活动受限，后仰尤为困难，颈椎旁有压痛点。X 线显示：颈椎曲度欠佳，变直或反曲，椎体边缘有不同程度的增生。CT 或 MRI 显示：无脊髓及神经根受压的表现。

临床诊断：颈椎病。

疾病分类诊断及编码：颈椎关节强硬（M47.8）。

四、脊柱融合术

（一）脊柱融合术按部位和入路进行编码，该编码为主要编码，与脊柱融合术相关的手术作为附加编码。

（二）因肿瘤切除椎体且行椎体融合术时，以椎体病损切除术作为主要编码。

（三）椎体的融合装置以 84.51 作为附加编码。无融合装置的融合术（连接棒）不予编此编码。

（四）椎间盘切除术（80.51）包括椎间盘切除术伴同一水平的脊髓神经根减压术，椎板切开编码于 03.09（脊髓神经根减压术），无须另编码。

（五）自体椎体骨融合需附加编码 77.7-（采集骨的切除用于移植）。若是植骨来源于椎板等碎骨组织，可不予编码。

【案例与描述 1】患者因腰椎间盘突出入院手术，手术过程：C 臂定位 L4 棘突，取后正中直切口 8 cm，逐层切开皮肤，分离腰 3～骶 1 椎旁肌，显露腰 4～5 椎板。L4、L5 置入椎弓根螺钉钉棒系统固定。咬除 L4 椎板，咬除 L5 部分椎板（将骨质咬碎保留，用于植骨融合），获得充足空间后，将增厚的黄韧带咬除，显露硬脊膜囊及左侧神经根袖套，打开神经根孔，将神经根孔黄韧带及骨性物质咬除，充分减压神经根袖套。将神经根及硬脊膜周围组织分离，充分减压后见椎间盘髓核突出，局部无明显粘连……显微镜下用刮勺及髓核钳咬除椎间盘，并用神经剥离子探查，确认椎间盘突出的髓核是否被咬除……从左外侧将椎间融合器植入。选择合适的钛棒连接螺钉，加压并固定……

手术操作名称：腰椎融合术；椎管减压术。

手术操作分类及编码：腰椎椎体间融合术，后入路(81.08)；腰椎间盘切除术(80.51)；椎体脊椎融合装置的置入(84.51)；2～3个椎骨融合(81.62)。

【案例与描述2】患者以颈椎肿瘤收入院行椎体肿瘤切除术。手术过程：患者取俯卧位……术中见肿瘤侵犯颈7椎体，首先分别穿刺T1和T2两侧椎弓根，以及C5、C6，分别置入适宜长度螺钉，左侧锁紧螺帽暂时固定。咬除C7受侵蚀棘突、椎板，显微镜下显露右侧，见肿瘤组织质地脆，经椎弓根清除肿瘤组织，充分减压椎管。同样方法施于左侧……将钛棒安装于螺钉上，并锁紧螺帽，于螺钉、钛棒周围植入人工骨进行融合……

手术操作名称：椎体肿瘤切除术；颈椎融合术。

手术操作分类及编码：颈椎病损切除术(77.69)；后入路颈椎融合术(81.03)；2～3个椎骨融合(81.62)。

【案例与描述3】患者因寰枢椎脱位入院手术。手术过程：取颈部后正中直切口，显露鳞和C2棘突椎板，见寰椎融合于右肩胛线髂L2水平做横切口，咬骨钳咬除部分髂骨备用。松开C1～2关节突关节，撑开寰枕关节后，两侧放置大小合适已填入髂骨碎骨的Cage，在C2两侧椎弓根置入合适规格螺钉，枕骨置入合适规格钉板。将钛棒植入C2椎弓根、枕骨螺钉钉尾……

手术操作名称：寰枢椎关节突松解加压撑开复位术；植骨融合内固定术。

手术操作分类及编码：枕-颈融合术，后入路(81.01)；髂骨切除术用作移植物(77.79)；椎体脊椎融合装置的置入(84.51)；2～3个椎骨融合(81.62)。

【案例与描述4】患者以颈椎肿瘤收入院行椎体肿瘤切除术。手术过程：患者取俯卧位……术中见肿瘤侵犯颈7椎体，首先分别穿刺T1和T2两侧椎弓根，以及C5、C6，分别置入适宜长度螺钉，左侧锁紧螺帽暂时固定。咬除C7受侵蚀棘突、椎板，显微镜下显露右侧，见肿瘤组织质地脆，经椎弓根清除肿瘤组织，充分减压椎管。同样方法施于左侧……将钛棒安装于螺钉上，并锁紧螺帽，于螺钉、钛棒周围植入人工骨进行融合……

病案首页填写手术操作名称及编码：颈椎病损切除术(77.69)；后入路颈椎融合术(81.03)；2～3个椎骨融合(81.62)。

医保结算清单手术操作名称及编码：后入路颈椎融合术(81.03)；颈椎病损切除术(77.69)；2～3个椎骨融合(81.62)。

思考题

1.非外伤性骨折主要有哪几种，如何编码？

2.试总结“脊柱融合术”编码注意事项。

参考文献

[1]崔亚男.临床骨折类疾病ICD编码常见问题和措施分析[J].健康必读,2022(20):287-288.

[2]邱秀梅,罗以娟.颈椎病ICD-10疑难编码的技术性研究[J].中国病案,2008,9(3):23-24.

[3]史素丽,郑志远,徐虹虹,等.脊柱骨折ICD编码分析[J].中国病案,2018,19(7):15-17.

[4]岳月英,尹劲峰.脊柱融合术编码的探讨[J].中国病案,2010,11(5):41-42.

第十二章

胸外专业

一、肺癌切除术

（一）肺叶切除术分类于 32.4；肺叶切除伴邻近肺叶节段切除术分类于 32.4；肺叶切除伴淋巴结清扫术需另编码淋巴结清扫术（40.59）。

【案例与描述 1】患者因右肺上叶占位入院行胸腔镜下右肺上叶及下叶切除术＋纵隔淋巴结清扫术。

手术操作名称：单孔胸腔镜下右肺上叶切除术＋右肺下叶后段切除术＋纵隔淋巴结清扫术。

手术操作分类及编码：胸腔镜下肺叶伴邻近肺叶节段切除术（32.41）；胸腔镜下纵隔淋巴结清扫术（40.59）。

【案例与描述 2】肿物位于右肺下叶，大小约 2 cm×2 cm×2 cm，胸腔镜下切除肿物。送术中冰冻，回报为非小细胞癌，部分为浸润性腺癌成分，故决定行右肺下叶切除术……移除右肺下叶，清除 2、4、7、10、11 组淋巴结……切除肺叶及淋巴结送病理检查。

手术操作名称：胸腔镜右肺下叶癌根治术。

手术操作分类及编码：胸腔镜下肺叶切除术（32.41）；肺门纵隔淋巴结切除术（40.59）。

（二）肺切除术分类于 32.5，包括单侧全肺切除术伴有纵隔淋巴结清扫，淋巴结清扫省略编码。

手术操作名称：左全肺切除术＋纵隔淋巴结清扫术＋左侧第 8 肋骨部分切开术＋胸膜粘连松解术＋胸腔积液引流术。

手术操作分类及编码：全肺切除术伴纵隔淋巴结清扫术（32.59）；胸膜粘连松解术（33.39）。

（三）胸腔结构的根治性清扫术分类于 32.6。

【案例与描述】患者，男性，56 岁，因右肺上叶鳞癌入院。手术切除：①肺组织大小 6 cm×3 cm×3 cm，一侧附闭合器，距闭合器 1.5 cm 的内膜下方见一灰白结节 2 cm×2 cm×1.5 cm。②找到结节两个，直径 0.5～1.5 cm。③肺组织，大小 10 cm×4 cm×3 cm，一侧附闭合器，一侧与肋骨粘连，肋骨与周围肌肉组织大小 5 cm×1.5 cm，平行于闭合器及肋骨，切面见灰白肿物，大小 6 cm×3.5 cm×3.8 cm，肿物距闭合器切缘 1 cm，距肋骨两侧断端分别为 1～1.5 cm，肿物浸透肋骨达外侧肌肉组织。④结节两枚，直径 0.2～0.5 cm。

手术操作名称：右肺上叶部分、第二肋骨及胸壁部分切除术。

手术操作分类及编码：胸腔结构的根治性清扫术(32.6)。

二、食管癌切除术

食管癌根治术可能涉及的手术包括肿瘤切除[食管部分或全部的切除(42.41/42.42)]、受累器官切除[胃部分切除术伴有食管-胃吻合术(43.5)]、胸内食管吻合术[胸内食管-食管吻合术(42.5-/42.6-)]、小肠食管间置[胸内食管吻合伴小肠间置术(42.53)]、空肠或结肠切除间置术[小肠段分离术(45.51/45.52)]和区域性淋巴结清扫术(40.3)或根治性清扫术(40.5)。根据手术情况，以上均需逐个编码。食管部分切除为主要编码。

【案例与描述】……根治性清扫纵隔淋巴结……切除病损段食管，测量长度……按间置长度切除一段回肠……至胸内与食管行端端吻合……术毕。

手术操作名称：食管癌根治术伴小肠间置术。

手术操作分类及编码：食管部分切除术(42.41)；胸内食管吻合伴回肠间置术(42.53)；回肠部分切除术(45.51)；纵隔淋巴结清扫术(40.59)。

三、胃癌切除术

(一)根治性远端胃切除术要区分消化道重建毕Ⅰ式胃-十二指肠吻合(43.6)或毕Ⅱ式胃-空肠吻合术(43.7)，相应的淋巴结切除要另编码。

【案例1】……取上腹正中切口约15 cm，逐层进腹……胃体部见约1 cm×1 cm肿物……结合术前胃镜检查结果，决定行胃大部切除(毕Ⅰ式吻合)……清除第6组淋巴结……沿大弯侧清扫第2、4组淋巴结……清扫7、8、9、11、12组淋巴结……清扫1、3组淋巴结……

切断十二指肠，消毒断面，残端缝合，置入26 mm吻合器抵钉座，肿瘤上缘5 cm处作为预切除处……90 mm闭合器夹闭并切断胃壁，移除标本……

手术操作名称：胃大部切除(毕Ⅰ式吻合)。

手术操作分类及编码：胃大部切除伴胃-十二指肠吻合术(43.6)；区域淋巴结切除术(40.3)。

【案例2】……取上腹正中切口，自剑突至脐旁……贲门下胃体小弯侧可及胃壁增厚，大小约10 cm×8 cm……术中诊断“胃癌”，遂决定行“根治性全胃切除术”……清除第6组淋巴结……清除5组淋巴结……清除第7组淋巴结，向两侧分别清扫第8、9、10、11组淋巴结……贲门上2 cm离断食管，荷包缝合，置抵钉座待用，距屈氏韧带45 cm作为预吻合处，袢式上提空肠，空肠开口插入吻合器……旋出吻合器后检查两切割环是否完整，可用吸收缝线缝合加固吻合口……

手术操作名称：胃癌根治术(远端，毕Ⅰ式，胃-空肠Braun吻合)。

手术操作分类及编码：胃部分切除术伴胃-空肠吻合术(43.7)；区域淋巴结切除术(40.3)。

(二)全胃根治性切除术(43.99)中包括消化道重建食管-小肠的吻合,无须另编码。

【案例与描述】……取上腹正中切口,自剑突至脐旁……贲门下胃体小弯侧可及胃壁增厚,大小约 10 cm×8 cm……术中诊断"胃癌",遂决定行"根治性全胃切除术"……清除第 6 组淋巴结……清除第 5 组淋巴结……清除第 7 组淋巴结,向两侧分别清扫第 8、9、10、11 组淋巴结……贲门上 2 cm 离断食管,荷包缝合,置抵钉座待用,距屈氏韧带 45 cm 作为预吻合处,袢式上提空肠,空肠开口插入吻合器……旋出吻合器后检查两切割环是否完整,可用吸收缝线缝合加固吻合口……

手术操作名称:胃癌根治术(根治性全胃切除术+淋巴结清扫+食管-空肠 Roux-en-Y 吻合术)。

手术操作分类及编码:全胃切除伴食管空肠吻合术(43.99);区域淋巴结切除(40.3)。

思考题

1.简述"食管癌切除术"涉及的手术范围。

2.试分析"肺切除术"的分类方法。

参考文献

[1]陈培翠,王洪涛,张博.胸外科应用机器人辅助操作手术 ICD 编码探讨[J].中国卫生产业,2021,18(18):186-190.

[2]池旎.某院胸外科手术操作编码常见错误分析[J].中国病案,2019,20(5):24-26.

[3]王洁容,曹丽丽,谭小燕.食管原发恶性肿瘤 ICD-10 编码两套亚分类选择的讨论[J].中国卫生统计,2018,35(3):469-470.

[4]徐悦,付丽梅.242 份肺结节胸腔镜手术编码错误分析与改进思路[J].中国病案,2022,23(6):37-40.

第十三章

妇科医学专业

一、盆腔炎

(一)女性盆腔腹膜炎归类于泌尿生殖系统疾病,编码于 N73.3～N73.5;男性盆腔腹膜炎归类于消化系统疾病,编码于 K65.0。

(二)分类于他处疾病引起的女性盆腔炎采用双重分类,如球菌性盆腔炎性疾病(A54.2†N74.3*)、女性衣原体性盆腔炎性疾病(A56.1†N74.4*)。

(三)产褥期盆腔炎分类于 O85(其他特指的产褥感染)。

(四)流产后即时的盆腔炎编码于 O03～O06 的.0/.5 亚目,流产后延迟的盆腔炎编码于 O08.0(流产、异位妊娠和葡萄胎妊娠后生殖道和盆腔感染)。

二、宫颈、阴道、外阴的上皮内肿瘤

宫颈、阴道、外阴的上皮内肿瘤Ⅲ级或上皮内瘤变按原位癌分类,发育不良Ⅰ级和Ⅱ级分类于 N80～N98(女性生殖道非炎症疾患)。

三、卵巢囊肿

(一)妊娠合并卵巢囊肿分类于 O34.8。

【案例与描述】产妇平素月经不规律,早、中孕期和预产期准,于我院产检,孕期血压正常,尿蛋白(一)。糖耐量正常,唐筛低风险,排畸(一)。末次超声:头位。BPD 9.2 cm,AC 33.9 cm,FL 7.3 cm,AFI 11.5 cm,EFW 3.1 cm×2.5 cm 高回声,早孕期提示左卵巢见高回声,孕期未增大,大小约 2.9 cm×2.5 cm,卵巢囊肿可能。产妇今日 21:30 出现下腹痛,不伴阴道流血流液,以“先兆临产”收入院,7:52 于会阴左中侧切下顺娩一活女婴。

临床诊断:宫内孕 39W,G1P1,LOA,已产;妊娠合并左侧卵巢囊肿。

疾病分类诊断及编码:妊娠合并卵巢囊肿(O34.8);单胎活产(Z37.0)。

(二)发育性卵巢囊肿分类于 Q50.-。

【案例与描述】患者既往月经规律,量中,痛经(一)。近期就诊 B 超显示:子宫 4.5 cm×3.4 cm×2.6 cm,内膜厚约 0.5 cm,肌层回声均匀,右侧卵巢 3.8 cm×1.3 cm,左侧卵巢 3.1 cm×1.5 cm,左侧附件区见无回声,大小 6.6 cm×5.8 cm×5.1 cm,壁光滑,内透声好。CDFI:周边可见血流信号。盆腔未见明显游离性暗区,左侧附件区囊性包块,怀疑为卵巢冠囊肿,入院后行手术治疗。

临床诊断：卵巢冠囊肿；盆腔粘连。

疾病分类诊断及编码：卵巢冠囊肿（Q50.5）；盆腔粘连（N73.6）。

（三）多囊卵巢综合征分类于 E28.2。

【案例与描述】患者因盆腔包块入院，平素月经规律，量中，痛经（+）。于外院查体发现盆腔包块。B超显示：右附件区 5.9 cm×5.3 cm，非纯囊性包块。外院查血 CA125 12.60 U/mL，偶有腹胀，无发热、腹痛、恶心、呕吐、阴道不规律出血、阴道排液、分泌物异位等不适。定期随诊至今，囊肿持续存在。

临床诊断：多囊卵巢综合征。

疾病分类诊断及编码：多囊卵巢综合征（E28.2）。

（四）非肿瘤性囊肿：卵巢滤泡囊肿（N83.0）；黄体囊肿（N83.1）；其他和未特指的卵巢囊肿（N83.2）。

【案例与描述】患者，女性，30 岁，因下腹胀痛 6 天，发现盆腔占位 1 天入院，入院诊断考虑：卵巢囊肿？妇科 B 超显示：右附件区见一液性暗区，大小 8.0 cm×8.4 cm×6.8 cm，壁薄，光滑，内透声好。于全身麻醉下行腹腔镜下右侧卵巢肿瘤剔除术＋卵巢修补术＋盆腔粘连分离术。术中见双侧卵巢粘连合并右侧卵巢囊肿，大小 9 cm×9 cm×9 cm，上摆至子宫前方，表面光滑，内见一囊肿，左侧卵巢外观未见明显异常。术后病理回报：（右侧卵巢）单纯性囊肿。

临床诊断：卵巢囊肿。

疾病分类诊断及编码：卵巢囊肿（N83.2）。

四、卵巢癌根治术

（一）根据卵巢癌根治术的手术切除部位分别编码（注意手术入路）。选择卵巢输卵管切除术作为主要编码。

【案例与描述】患者 31 岁，因左侧卵巢占位入院，行腹腔镜下左侧附件切除术。术后病理提示：左侧卵巢子宫内膜样癌Ⅰa 期。

手术操作名称：卵巢癌根治术。

手术操作分类及编码：腹腔镜单侧卵巢-输卵管切除术（65.41）。

（二）卵巢癌盆腔肿瘤细胞减灭术，根据入路、切除部位分别编码，注意另编码以确保编码的完整性。

【案例与描述】患者，女性，66 岁，自然绝经 16 年，无绝经后阴道出血、流液。无明显诱因出现下腹部胀痛，可忍受，伴便秘，症状进行性加重，8 个月后于当地医院行腹部 CT 检查，结果显示左卵巢囊实性占位，腹主动脉旁肿大淋巴结，肝周、脾周及腹盆腔积液。在当地医院行腹腔镜探查＋活检。术中见：腹水约 100 mL，腹膜见 2 cm×2 cm、1 cm×1.15 cm菜花样肿物，子宫、双附件及直肠窝无法暴露，左侧附件 5 cm×5 cm 肿物，右侧附件 3 cm×4 cm 肿物，大网膜表面可见大量散在菜花样肿物，肝、脾未见明显异常。术后病理：（左侧卵巢肿物）浆液性上皮细胞显著增生，个别呈乳头状结节。免疫组化：

PAX-8(+),CK7(+)。治疗性手术切除肿瘤后入院。

手术操作名称:卵巢癌盆腔肿瘤细胞减灭术;子宫及双附件切除术;大网膜切除术;盆腔及腹主动脉旁根治性淋巴结清扫术;阑尾切除术。

手术操作分类及编码:双侧卵巢输卵管切除术(65.61);子宫改良根治术(68.69);腹膜病损切除术(54.4);大网膜切除术(54.4);盆腔淋巴结清扫术(40.59);主动脉旁淋巴结切除术(40.59);附带阑尾切除术(47.19)。

五、子宫切除术

(一)子宫切除术根据不同入路分类编码。

【案例与描述1】患者因子宫腺肌症入院行开腹子宫全切术。

手术操作名称:子宫切除术。

手术操作分类及编码:经腹子宫切除术(68.49)。

【案例与描述2】患者因子宫脱垂Ⅱ度,阴道前壁脱垂入院手术。

手术操作名称:阴式子宫切除术;阴道前后壁修补术。

手术操作分类及编码:经阴道子宫切除术(68.59);阴道前后壁(70.50)。

(二)子宫部分切除、次全切除、全切除按实际切除范围编码。

【案例与描述1】患者因子宫脱垂Ⅲ度入院行手术治疗。

手术操作名称:腹腔镜子宫切除术;双附件切除术;高位骶韧带悬吊术。

手术操作分类及编码:腹腔镜经腹全子宫切除术(68.41);腹腔镜双侧卵巢和输卵管切除术(65.63);腹腔镜高位宫骶韧带悬吊术(69.22)。

【案例与描述2】患者因子宫肌瘤入院手术。

手术操作名称:腹腔镜子宫肌瘤切除术。

手术操作分类及编码:腹腔镜子宫病损切除术(68.29)。

【案例与描述3】患者因子宫内膜癌住院行手术治疗。

手术操作名称:经腹子宫广泛根治性切除术;双侧附件切除术;髂淋巴结清扫术。

手术操作分类及编码:经腹子宫广泛根治性切除术(68.69);双侧附件切除术(65.61);髂淋巴结清扫术(40.53)。

(三)子宫根治性切除术[经腹(68.69)、腹腔镜下(68.61)、经阴道(68.79)、腹腔镜辅助下经阴道(68.71)]包括:①子宫广泛性切除术,也称子宫根治性切除术,切除范围包括子宫、附件、宫颈旁的骶韧带、主韧带、阴道旁组织和阴道,要求切除的边缘距离肿瘤边缘不少于4 cm,同时伴盆腔淋巴结清扫;②子宫次广泛性切除,也称子宫改良根治性切除术,切除范围包括子宫、子宫颈旁韧带(骶主韧带)及部分阴道(约2 cm),可酌情保留卵巢、淋巴结清扫等。

【案例与描述】患者无明显诱因出现阴道不规则出血,于外院行阴道镜宫颈活检:宫颈3点、6点中分化鳞状细胞癌。综合病理及MRI检查诊断子宫颈中分化鳞癌ⅠB3期,入院后行手术治疗。脐孔上气腹针穿刺……分别在视物镜引导下在左侧腹部5 mm、10 mm

及右腹部 5 mm 处行 Trocar 穿刺，探查盆腔，子宫增大如孕 8 周，双附件正常……百克钳及超声刀钳夹凝剪断双侧输卵管系膜、卵巢固有韧带，近盆壁处切除双侧圆韧带；直视输尿管下切除双侧腹股沟深、闭孔髂内、髂外及髂总淋巴结及腹主动脉旁淋巴结……剪断子宫动脉双侧主韧带及阴道旁组织，电钩切开宫颈下阴道壁 3 cm 1 周，自阴道取出子宫……将双侧卵巢以血管夹夹于各自的髂骨以上部位的腹膜上……拔出 Trocar，放出气腹……

手术操作名称：腹腔镜下经阴道宫颈癌根治术；双侧输卵管切除术；盆腔淋巴结切除术；腹主动脉旁淋巴结清扫术。

手术操作分类及编码：腹腔镜根治性阴道的子宫切除术(68.7)；腹腔镜双侧输卵管切除术(66.51)；盆腔淋巴结清扫术(40.59)；主动脉旁淋巴结切除术(40.52)；腹腔镜卵巢悬吊术(65.79)。

六、腹(盆)腔粘连松解术

(一)主要的手术目的是解决粘连问题时，粘连松解术作为主要手术编码。

【案例与描述】患者 1 个月前因阑尾炎穿孔行阑尾切除术，现因腹痛入院，查体并结合影像报告提示肠粘连。行开腹探查，术中发现十二指肠与网膜粘连严重，行粘连松解后安返病房。

临床诊断：肠粘连。

手术操作名称：肠粘连松解术。

手术操作名称：手术后肠粘连(K91.8)。

手术操作分类及编码：肠粘连松解术(54.59)。

(二)松解术不是主要手术目的时，其作为选择性编码。选择性编码的原则依据手术医师的主观判断，如填写松解术则应有对应的疾病诊断，如无对应诊断可省略松解术编码。

【案例与描述 1】患者因胆囊息肉入院行开腹胆囊切除术，术中发现胆囊与大网膜轻微粘连，钝性分离松解后切除胆囊。

临床诊断：胆囊息肉。

疾病分类诊断及编码：胆囊息肉(K82.8)。

手术操作名称：胆囊切除术+腹腔粘连松解术。

手术操作分类及编码：胆囊切除术(51.22)。

【案例与描述 2】患者本次因左侧输卵管积水入院，行腹腔镜下左侧输卵管切除术，术中另见右侧输卵管与卵巢粘连，行粘连松解。术毕安返病房。

临床诊断：输卵管积水；输卵管粘连。

手术操作名称：腹腔镜下左侧输卵管切除术+盆腔粘连松解术。

手术操作分类及编码：腹腔镜下单侧输卵管切除术(66.4)；腹腔镜下输卵管粘连松解术(65.81)。

思考题

1.试分析“子宫改良根治术”和“子宫根治术”的区别。

参考文献

[1]马海洋.子宫切除术的ICD编码案例分析[J].中国病案,2022,23(1):27-29.

[2]毛永康.盆腔器官脱垂疾病ICD-10编码分析[J].中国病案,2024,25(3):35-38.

[3]张弘,赵丹丹,尹世全,等.恶性肿瘤预防性治疗的主要诊断选择和ICD编码[J].中国病案,2023,24(6):59-61.

第十四章

产科医学专业

一、分娩方式

(一)产科优先选择分娩期间最严重的并发症作为主要诊断。

(二)没有并发症或合并症的,选择分娩方式,分类于 O80～O84。

(三)分娩方式 O80～O84 一定有分娩结果,需要用 Z37.-作为附加编码,同时对于 O80～O84 分娩方式的操作性情况,也应有相应的手术操作编码。

【案例与描述 1】患者,28 岁,孕 39 周,出现不规律性腹痛,不伴阴道流液,以先兆临产入院。完善各项检查,经阴道分娩一男婴。

临床诊断:宫内孕 39 周,G1P1,LOA。

疾病分类诊断及编码:头位顺产(O80.0);单胎活产(Z37.0)。

【案例与描述 2】患者平素月经规律,于我院产检规律,患者孕 39W+2,现无腹痛、阴道流血流液,强烈要求剖宫产。

临床诊断:宫内孕 39W,G1P1,LOA,已产。

疾病分类诊断及编码:无指征剖宫产单胎分娩 O82.9;单胎活产 Z37.0。

手术操作分类及编码:剖宫产术,子宫下段横切口 74.1。

二、妊娠期高血压

(一)妊娠伴有原发性高血压分类于 O10～O11。

【案例与描述】孕妇患慢性高血压 5 年,孕前血压 130/95 mmHg,孕后血压高达 155/100 mmHg,尿蛋白(—)。

临床诊断:慢性高血压合并妊娠。

疾病分类诊断及编码:妊娠合并高血压(O10.0)。

(二)妊娠引起的水肿和蛋白尿不伴有高血压,编码为 O12,明确孕后发生。

【案例与描述】孕妇既往血压正常,无蛋白尿,25 周产检发现尿蛋白阳性(+),下肢水肿,血压正常。

临床诊断:妊娠期蛋白尿。

疾病分类诊断及编码:妊娠期蛋白尿(O12.1)。

(三)妊娠引起的高血压分类于 O13。当临床诊断为高血压,无法确定为孕前还是孕后产生时,一律按妊娠期高血压进行分类。

【案例与描述 1】孕妇怀孕 38 周，因双下肢水肿 1 周，血压增高 1 天入院。产检血压 162/117 mmHg，尿蛋白阳性（＋＋＋）。

临床诊断：妊娠期高血压。

疾病分类诊断及编码：妊娠期高血压（O13）。

【案例与描述 2】孕 18 周，血压 130/100 mmHg，此后监测血压于 114～145/83～96 mmHg 区间波动，否认高血压病史。患者无头晕、头痛等自觉症状，诊断为妊娠期高血压。

临床诊断：宫内孕 38W＋5，G2P1，已产；妊娠期高血压。

疾病分类诊断及编码：妊娠期高血压（O13）。

（四）明确中重度先兆子痫，分类于 O14，不包括原有高血压引起的先兆子痫（O11）。

【案例与描述】孕妇平素月经规律，自孕 34 周门诊测血压提示舒张压增高，波动在 128/90 mmHg 至 127/99 mmHg，单次尿蛋白 1 次 0.3 g，1 次 TRACE，24 小时尿蛋白 1.21 g。眼科会诊：A/V 1∶2 至 1∶3，孕 39 周入院后行剖宫产术。

临床诊断：宫内孕 39W，G1P1，LOA，已产；重度子痫前期；脐带绕颈 1 周。

疾病分类诊断及编码：重度先兆子痫（O14.1）；脐带绕颈（O69.1）。

（五）在先兆子痫的基础上进而有抽搐发作或伴昏迷，包括伴随在 O10～O14 和 O16 情况后发生的惊厥，编码为 O15（按时间段分类）。

【案例与描述】孕妇怀孕 28W，抽搐 1 次，血压升高两天，血压 170/110 mmHg，轻微头痛，全身抽搐 1 次，口吐白沫，视物模糊，意识清楚，持续 2 分钟左右入院复查血压 158/91 mmHg，尿蛋白（＋＋＋）。

临床诊断：妊娠期子痫。

疾病分类诊断及编码：妊娠期子痫（O15.0）。

三、剖宫产

（一）剖宫产同时伴子宫其他手术，除了对剖宫产术进行编码外，还要另编码其他手术。

【案例与描述】患者停经 38 周，发现胎位异常 1 个月，门诊拟“孕足月臀位”收入住院，诊断为 G3P2，宫内妊娠 37 周，LSA 剖宫产。胎位异常：臀位先露，羊水过多，脐带扭转，妊娠合并子宫肌瘤，高龄经产，IVF-ET 术后。

手术操作名称：子宫下段剖宫产术；子宫肌瘤切除术。

手术操作分类及编码：子宫下段剖宫产术（74.1）；子宫肌瘤切除术（68.29）。

（二）终止妊娠的剖宫术（74.91）是治疗性流产，临床称“剖宫取胎”，不能用于分娩剖宫产。

【案例与描述】患者停经 29W＋3，发现胎儿发育异常 20 天，今门诊拟“胎儿畸形”孕妇要求引产收入院。诊断：G1P0，宫内妊娠 27W＋5，LSA 剖宫取胎。边缘性前置胎盘伴出血；胎盘植入？臀位（单臀先露），胎儿生长受限。胎儿多发畸形：①双侧侧脑室临界性增宽，脑中线小囊；②心脏增大，心肌肥厚，心包积液；③双肾偏小；④肠管回声增强；⑤单脐动脉；羊水过少。

手术操作名称：剖宫取胎术（中期妊娠引产术）。

手术操作分类及编码：剖宫取胎术（74.91）。

四、刮宫术、吸宫术

（一）刮宫术根据是否伴有抽吸，单纯的刮宫术分类到 69.0，伴有抽吸的刮宫术分类到 69.5。

【案例与描述 1】患者主因停经 16 周，下腹阵痛 2 小时，以难免性流产入院后监测产程进展，排出死胎。因胎盘胎膜残留行超声引导下清宫术，刮出及夹出大量胎盘胎膜组织，手术顺利。

手术操作名称：清宫术。

手术操作分类及编码：流产后刮宫术（69.02）。

【案例与描述 2】患者主诉停经 50 天，阴道出血 4 天。以不全流产收入院后，行超声引导下无痛清宫术。术中探查子宫后位，B 超引导下探宫腔 10.5 cm，吸出中量机化组织……

手术操作名称：无痛清宫术。

手术操作分类及编码：流产后电吸刮宫术（69.52）。

（二）子宫扩张和刮宫术（69.0）与抽吸刮宫术（69.5）分类的轴心是手术操作目的的不同，且细目编码不同。

【案例与描述 1】患者异常子宫出血 4 个月，入院后在局部麻醉下行宫腔镜检查术和诊刮术。

手术过程：……置镜观察，进镜顺利，宫颈管未见异常。宫腔形态、大小正常，双侧宫壁稍内收，子宫内膜薄，光滑。行诊刮，取内膜送病理检查。

临床诊断：子宫内膜息肉。

手术操作名称：宫腔镜检查术；诊刮术。

手术操作分类及编码：宫腔镜下诊断性刮宫术（69.09）。

【案例与描述 2】患者停经 72 天，要求终止妊娠。入院后经超声引导下扩张刮宫，钳夹完整胚囊。

手术操作名称：钳夹术。

手术操作分类及编码：人工流产钳刮术（69.01）。

【案例与描述 3】患者主因停经 50 天，阴道出血 4 天，以不全流产收入院后行超声引导下无痛清宫术，术中探查子宫后位，B 超引导下探宫腔 10.5 cm，吸出中量机化组织……

手术操作名称：无痛清宫术。

手术操作分类及编码：流产后电吸刮宫术（69.52）。

思考题

1.简述产科主要诊断的选择原则。

2.试分析“刮宫术”及“吸宫术”的编码区别及使用规则。

参考文献

[1]陈垚，郑东颖，马志晖，等.妊娠期高血压疾病 ICD-10 与 ICD-11 编码异同及与最新临床指南的对比分析[J].中国病案，2020，21(3)：25-28.

[2]卢蕾，金雁.异位妊娠疾病国际疾病分类-10 及其相关手术操作国际疾病分类-9-CM-3 编码探讨[J].中国乡村医药，2023，30(6)：62-64.

[3]马学军.产科梗阻性分娩相关疾病诊断 ICD 编码分析[J].临床医药文献电子杂志，2020，7(42)：191.

[4]张正宇，金雯.产科病案首页的 ICD 编码逻辑校验规则研究[J].江苏卫生事业管理，2022，33(3)：328-330.

各章思考题参考答案见二维码

后　记

行文至此，本书的编撰工作已接近尾声。历时8个月，永葆初心不改，编委团队高度负责、精诚合作、精益求精，高质量、高水平地完成了编写任务，保障了本书内容的科学性、先进性和实用性。

国际疾病分类与手术操作分类编码（ICD）是病案首页和医保基金结算清单数据的重要组成部分，是国家公立医院绩效考核和DRG/DIP分组的核心信息来源。国家卫生健康委发布《2024年国家医疗质量安全改进目标》，在病案管理专业中明确提出：要逐步提高住院病案首页诊断编码正确率。国家公立医院绩效考核28个监测指标中有7项来源于病案首页的疾病手术编码，覆盖医院功能定位和医疗质量两个维度，占总分值1000分的三分之一。

在医保支付方式改革后，医院面临的挑战非常大，需要改变传统的医院发展观念。原来没有公立医院绩效考核，也没有医保支付方式改革时，二级及以下医院病案管理工作基础薄弱。部分医疗机构编码能力不足，ICD编码基础知识掌握不牢，对病案首页和医保结算清单编码选择的差异了解不清晰，存在错编、多编、漏编的情况。有的医疗机构直接将病案首页转换成医保结算清单上传，没有建立医保结算清单审核机制，疾病和手术编码与病历记录不符的情况也屡见不鲜。但随着公立医院绩效考核和医保支付方式改革的实施，准确的编码对国家公立医院考核成绩和医保支付的影响非常大，提升编码人员的专业素养和应用技能可以说是医院目前工作中的重点之一。

《疾病与手术操作病案编码基础和案例解析》一书致力于提高国际疾病分类与手术操作分类编码技能，书中详细介绍病案编码基本概念、病案首页填报要求、医保结算清单填报要求、疾病与手术操作ICD编码各章节填报规则和临床各专业首页填写规则及案例解析，层次清晰、逻辑性强，既有政策高度又有落地实践，既有理论层面又结合案例分析，针对编码问题传道授业解惑，可以帮助编码同行快速提高 ICD 编码水平和应用能力，以适应医保支付方式改革和医院高质量发展的要求。

本书作为一门快速发展的新型交叉学科的教材，在编写中难免存在不足之处，“苟日新，日日新，又日新”，诚恳希望读者提出宝贵意见和建议，让我们共同引领 ICD 编码技能的提升。

杨长青

2025 年 5 月